全国高等中医药院校配套教材

供中医学（含骨伤方向）、针灸推拿学、

中西医临床医学等专业用

组织学与胚胎学实验

主　编　郭顺根

副主编　张　玮

编　委（以姓氏笔画为序）

王春艳（承德医学院）

刘向国（安徽中医学院）

刘建春（山西中医学院）

刘黎青（山东中医药大学）

何才姑（福建中医药大学）

汪　涛（天津中医药大学）

张　玮（北京中医药大学）

赵爱明（湖南中医药大学）

郝立宏（大连医科大学）

徐维蓉（上海中医药大学）

郭顺根（北京中医药大学）

黄晓芹（成都中医药大学）

楼航芳（浙江中医药大学）

人民卫生出版社

图书在版编目（CIP）数据

组织学与胚胎学实验/郭顺根主编. —北京：人民卫生出版社，2012.6

ISBN 978-7-117-15843-5

Ⅰ.①组… Ⅱ.①郭… Ⅲ.①人体组织学-实验-医学院校-教材②人体胚胎学-实验-医学院校-教材
Ⅳ.①R32-33

中国版本图书馆CIP数据核字(2012)第081184号

人卫社官网	www.pmph.com	出版物查询，在线购书
人卫医学网	www.ipmph.com	医学考试辅导，医学数据库服务，医学教育资源，大众健康资讯

组织学与胚胎学实验

主　　编： 郭顺根
出版发行： 人民卫生出版社（中继线 010-59780011）
地　　址： 北京市朝阳区潘家园南里 19 号
邮　　编： 100021
E - mail： pmph @ pmph. com
购书热线： 010-59787592　010-59787584　010-65264830
印　　刷： 北京人卫印刷厂
经　　销： 新华书店
开　　本： 787×1092　1/16　**印张：** 6
字　　数： 137 千字
版　　次： 2012 年 6 月第 1 版　2016 年 7 月第 1 版第 6 次印刷
标准书号： ISBN 978-7-117-15843-5/R·15844
定　　价： 23.00 元

打击盗版举报电话：010-59787491　E-mail：WQ @ pmph. com

（凡属印装质量问题请与本社市场营销中心联系退换）

前　　言

《组织学与胚胎学实验》一书为全国高等中医药院校教材、卫生部“十二五”规划教材和全国高等医药教材建设研究会规划教材《组织学与胚胎学》的配套教材。

本书以主教材内容为基础，共选用各类标本88张，其中学生实验标本62张，示教样本26张；并附彩图109幅，其中普通染色标本彩图88幅，特殊染色标本彩图21幅；以及20个胚胎模型（因选用的是国内标准化统一胚胎模型，故未附图）。重点介绍人体主要组织器官和某些特殊结构在光学显微镜下的形态与结构特点，并随文配有相应实物图片，图随文排，图文并茂，便于镜下对比观察。对胚胎发生中的卵裂与胚泡形成、植入与二胚层形成、中胚层形成和中轴器官建立和胎儿附属结构等四个重要内容或过程，结合20个胚胎模型进行了观察要点的说明。

因绝大部分切片标本的光镜下形态与结构已在主教材中具体描述并标注，故不在此重复出现，必要时可参阅主教材。

基于国内各院校本课程的实验教学时数及实验室标本种类数量各异，故实验教学的具体内容可依实际情况或条件从中选择为宜。

编　者

2012年5月

目　录

绪　论

方法(method)是指某一行为方式,也是用来达到目的的手段。掌握和运用科学的方法,是实现或达到目的的前提。组织学与胚胎学属医学形态学课程,其实验课是整个教学过程中的重要环节。通过学生动手操作,观察显微镜下正常人体的微细结构,其目的在于验证和巩固理论课知识的同时,重点加强学生使用显微镜和绘图的技能,培养学生在实践中自我发现问题、分析问题和独立解决问题的能力,逐步树立良好的科学作风。

为达到上述实验课教学目标,要求学生每次参加实验课前应事先复习有关实验内容的理论课知识,对实验内容、目的、要求等做到心中有数。实验课中应特别注意教师的引导性提示,在完成规定的实验内容后,及时总结实验收获与体会,完成实验报告或绘图作业。参加组织学与胚胎学实验课应注意以下事宜:

一、显微镜的使用与维护

显微镜是医学研究中最常用的精密仪器之一,学生通过实验课学习后,应达到正确而熟练使用显微镜的程度。

(一) 显微镜使用要点

1. 调线　若所用的显微镜镜筒是单筒直竖式,可先调整镜筒的斜度。一手按住镜座,另一手缓缓向后倾斜镜臂,但倾斜角度不可过大,以免倾倒。应以观察时保持舒适的姿势和能维持长时间观察而不疲劳为宜。若所用的是双筒显微镜,应依据自己的瞳孔距离,调整两目镜间距。

2. 对光　将低倍物镜对准载物台正中的圆孔,依次分别调节以下装置:

反光镜:先转动反光镜,使其朝向光源。如光源为日光,应避开直射光线。

光栅:调整光栅开孔的大小。需较强光时应将开孔调大,需弱光时应缩小。

聚光器:调节聚光器的位置高低。聚光器上升则视野较明亮,下降时则较暗。但有些显微镜的聚光器是固定的或无聚光器。若显微镜属带电源灯光装置,则应调整灯光的强弱度。

3. 低倍镜观察

(1) 对光后将镜筒升高,标本放置载物台,并用片夹固定,注意应使标本有盖玻片的一面向上,将观察的组织或器官所在部分移至载物台圆孔正中。

(2) 最初几次观察时,可按生物学中规定的方法操作。待较熟练后,可按以下方法操作:用左眼观察目镜内的视野,缓缓转动粗调节器,使镜筒缓缓下降,至所观察的图像清晰为止。

4. 高倍镜观察

(1) 在转换高倍镜观察前,应先将低倍镜下所观察的部分移至视野正中。

(2) 在转换高倍镜时应缓慢细心。大多数显微镜可在低倍镜观察图像清晰基础上直接换成高倍镜,不需上升镜筒。但有些显微镜的高倍镜规格较长,则不能直接转换,应按以下方法操作：将镜筒升高后换高倍镜，用肉眼从显微镜侧面观察，将镜筒下降至镜头距标本约2~3mm的位置。

(3) 缓慢前、后转动细调节器，至图像清晰为止。多数显微镜转换高倍镜后，仅稍稍调节细调节器就能得到清楚的图像。注意在用高倍镜观察时，不可用粗调节器调节。否则极易损坏镜头和标本。

(4) 若视野不甚明亮，可再略上升聚光器或调整光栅。

(5) 若反复调节细调节器仍得不到清楚的图像，此时应检查标本的盖玻片一面是否向上。如标本的盖玻片一面向下，则不能在高倍镜下观察清楚。

(6) 观察完毕时，务必先将高倍镜转换成低倍镜或升高镜筒之后，方可取下标本，否则同样易损坏镜头和标本。

（二）显微镜观察方法及维护

1. 观察方法　单筒镜用左眼观察，左手操纵粗细调节调整焦距，右手控制推进尺、绘图或记录，右眼配合右手。双筒镜观察时应同时睁开双眼，左手操纵调节焦距，右手控制推进尺、绘图或记录，左眼观察右侧目镜，右眼配合右手。

2. 显微镜维护

(1) 搬动显微镜时，须一手持镜臂，另一手托镜座，切勿单手提镜，前后摆动，以致目镜或反光镜脱落坠地，造成损坏。

(2) 显微镜须经常保持清洁。金属部分可用绸布擦净。镜头不洁时，只能用擦镜纸（向教师领用），不可用其他物品代替，更不可用手指抹擦。

(3) 细调节器不能代替粗调节器使用。

(4) 观察液体标本时，载物台不可倾斜。否则会使液体外流，沾污显微镜；而且会因液体流动而不易观察。

(5) 显微镜使用后，须将物镜及时转离载物台中央的圆孔，将镜筒降至最低位置，并将显微镜放回原处。

(6) 显微镜属精密仪器，其所有部件均不得拆卸或互相调换。若发生故障应及时报告教师，不能自行拆卸或修理。

二、组织学石蜡切片标本制备

主要步骤：

1. 取材和固定　取材是指从机体获取所观察的器官、组织及细胞的过程。细胞和组织在离体或机体死亡后可迅速发生自溶和解体。这是由于细胞本身所含的酶和细菌的作用所致。因此，须尽快将其进行固定，防止自溶和解体的发生，以保存组织细胞内原有的结构和成分。取材的直径应小于0.5cm为宜，过大不利于固定。

常用固定方法是用化学凝固剂，使组织和细胞的结构凝固沉淀而定形。现有的任何化学凝固剂并不能使细胞内所有的成分和结构均保持生活时原状。常用的凝固剂主要是使蛋白质固定，而细胞内其他成分大多不能保存。由于固定及其他原因引起组织细胞出现某些并非原有的结构，称人工假象。

2. 包埋　目的是把组织包在较硬的物质中，便于切成薄片。常用的包埋剂是石蜡或火棉胶。因固定后的组织块仍含水分，水不能溶解这两种包埋剂，故不能直接包埋。因而在包埋前须经乙醇脱水，脱水后的组织块还需可溶于包埋剂的溶剂浸透(透明)，常用的如二甲苯，浸透后的组织块才能包埋。

3. 切片　在专用的切片机上进行。切片的厚度因需要而定，一般在4~8μm左右，常与多数细胞的厚度接近，便于观察。

4. 染色和封片　染色的目的是使组织和细胞的各种结构着色，形成反差便于观察。苏木精-伊红染色法常称H-E染色，这是苏木精(H-Ematoxylin)和伊红(Eosin)两种染料英文名称第一字母的简称。被碱性染料着色的结构，称嗜碱性，如细胞核被苏木精着色后呈紫蓝色；被酸性染料着色的结构，称嗜酸性，如细胞质被伊红着色后呈粉红色。

染色后的标本应用树胶予以封片，以便较长时期观察与保存。

三、注意事项

镜下所见的结构常与理论课内容不完全一致，其原因主要有以下几方面，也是学生观察标本时必须注意之处。

1. 人工假象的产生　由于制片中所用的固定液不同，细胞内保留的成分也不相同，故镜下所见的图像和生活状态时的结构并不完全相同，如脂肪细胞的脂滴不能保存时则呈空泡状、不同组织间因脱水出现的空隙等，故观察标本时必须了解标本制成的过程。

2. 形态与功能的关系　因形态结构决定生理功能，所以特定的形态结构总是与特定的生理功能有着密切的关系，在学习时要主动联系、反复思考、融会贯通。如神经细胞具有长短不一、粗细不等、形态各异的突起这一结构特点，往往与其具有接受刺激、传导冲动的功能相关联；巨噬细胞不规则外形和胞质内大量溶酶体的结构特点，常与其具有趋化性、游走性及吞噬溶解异物的功能相关联；内分泌细胞(腺)产生的分泌物(激素)无需导管的运输，直接入血液循环，是内分泌腺与外分泌腺的重要区别标志，因此内分泌器官中分布有丰富的毛细血管也就自然顺理成章。

3. 动态与静态的关系　组织学与胚胎学所观察的切片标本是有机体生命活动过程中某一瞬间的静态图像，而实际生活状态下组织细胞则处于动态变化之中，胚胎学中从受精卵开始到足月胎儿娩出，胚胎所发生的一系列连续动态变化尤为明显。因此，学习时要将看到的静态图像与实际动态变化相结合，有利于更好地正确理解并掌握组织结构中时间、空间与功能的关系。

4. 平面与立体的关系　通常显微镜下所见组织切片标本中的图像都是组织细胞二维平面结构。某一物体从不同的视角观察，可得到不同的图形(球形除外)，由于标本制作时切片的方向、角度的随机性，故切片标本中的组织细胞可因切面部位、方向、角度的不同而呈现不同的图像。肝小叶的立体结构为六角棱柱状，以其长轴纵切则呈长柱状，若以其长轴横切则成六角形；某一组织因切面部位不同，造成镜下有的细胞有细胞核，有的则没有细胞核。因此，观察切片标本时要将所见二维平面结构与实际三维立体结构相联系，逐步建立动态、虚拟的立体思维方式或概念，有利于实习内容与理论内容相吻合。

5. 理论与实践的关系　组织学与胚胎学是以描述为主的形态学科，单一靠理论内容的阅读，甚至背记，学习效果往往不佳。相反，在理论课内容的基础上，学生通过实习课自己动手观察、分析、比较切片标本，可有效加强理论内容的理解和记忆。故实验课是提高学生动手能力和培养发现问题、分析问题和解决问题能力的重要环节,学生学习时应充分重视实验课的重要性。

四、实验室要求

参加实验课的学生必须遵守实验室各项规章制度,爱护公物、损坏赔偿、注意安全与卫生、按时完成实验内容和作业等。

第一章　上皮组织（Epithelial Tissue）

实验内容

一、单层柱状上皮（Simple columnar epithelial）

来源:小肠。

方法:石蜡切片,H-E 染色。

目的:观察单层柱状上皮的形态结构。

(一) 肉眼观察

切片为长条状,呈蓝紫色部分的一侧为小肠腔面的黏膜部分,其余呈粉红色部分为小肠壁的其他组织。

(二) 低倍镜观察

小肠黏膜伸出许多较长的指状突起,为小肠绒毛。绒毛表面为单层柱状上皮,但常见有多层细胞排列呈复层的形状,这是上皮的斜切面或绒毛的横切面所致。选择切面比较规则、排列整齐的部位后换高倍镜观察。

(三) 高倍镜观察

1. 柱状细胞　细胞排列紧密,每个柱状细胞高度大于宽度。核椭圆形,位于细胞近基底部分。细胞的游离面有一红色线条结构,即为纹状缘。视野稍暗时,纹状缘显示更清晰(图 1-1)。

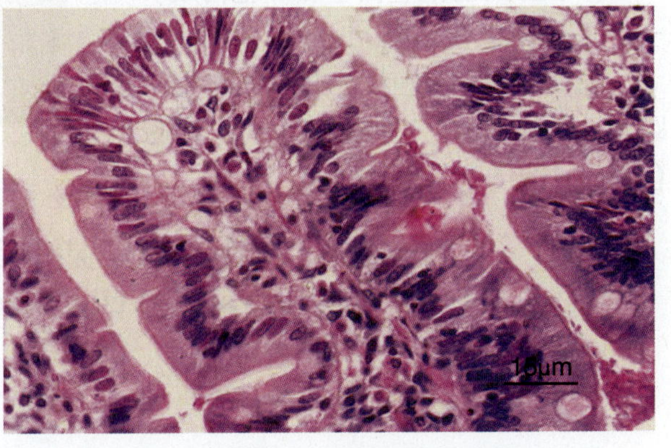

图 1-1　小肠　石蜡切片　H-E 染色

2. 杯形细胞　杯形细胞位于柱状细胞之间。细胞顶部膨大椭圆形,染色浅似空泡状,这是因为杯形细胞产生的分泌颗粒经制片时溶解所致。底部较细窄的部分可见深染的胞核,胞核因顶部分泌颗粒的挤压而呈三角或半圆形。

二、单层扁平上皮（Simple squamous epithelial）

来源:小肠、脾。

方法:石蜡切片,H-E 染色。

目的:观察单层扁平上皮侧面观。

(一) 肉眼观察

注意观察小肠壁的外表面或脾被膜的外表。

(二) 低倍镜观察

小肠壁或脾被膜的外表面有一层呈蓝色、排列整齐的细胞核(有的部位可能脱落),即单层扁平上皮的细胞核。

(三) 高倍镜观察

可见细胞核呈扁椭圆形,呈蓝紫色,核周围有少量细胞质。细胞界限不清楚(图 1-2)。

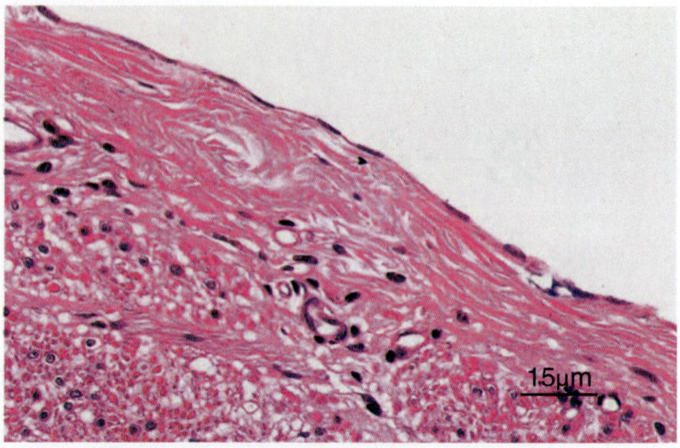

图 1-2 阑尾 石蜡切片 H-E 染色

三、单层立方上皮(Simple cuboidal epithelial)

来源:肾小管、甲状腺。

方法:石蜡切片,H-E 染色。

目的:观察单层立方上皮侧面观。

(一) 肉眼观察

注意观察甲状腺的滤泡壁。

(二) 低倍镜观察

甲状腺的滤泡壁由单层细胞构成。

(三) 高倍镜观察

滤泡壁的上皮为立方或矮柱状,核圆形,染蓝色,位于细胞中央。胞质着色较浅(图 1-3)。

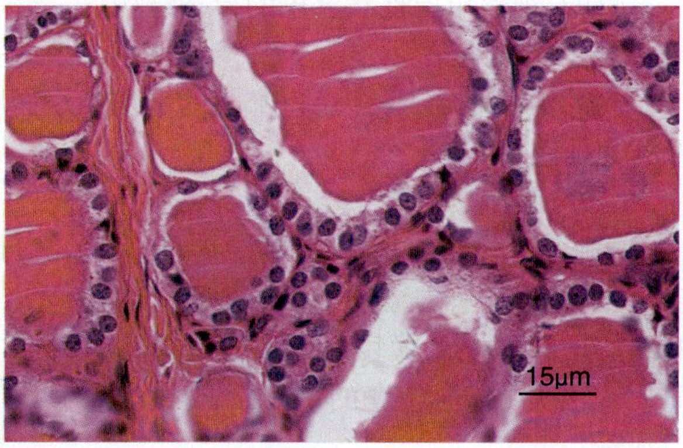

图 1-3 甲状腺 石蜡切片 H-E 染色

四、假复层纤毛柱状上皮(Pseudostratified ciliated columnar epithelial)

来源:气管。

方法:石蜡切片,H-E 染色。

目的:观察假复层纤毛柱状上皮的形态结构。

(一) 肉眼观察

标本为气管横断面,中央为管腔,腔面呈蓝紫色的为假复层纤毛柱状上皮。

(二) 低倍镜观察

假复层纤毛柱状上皮表面和基底面均较整齐,但核的位置高低不一。

(三) 高倍镜观察

分辨假复层纤毛柱状上皮的三种细胞。

1. 柱状细胞　细胞顶部较宽而基底部较窄,表面有排列整齐的纤毛。核卵圆形,呈蓝紫色,位于细胞下 1/3 处。

2. 梭形细胞　细胞为梭形。核较细长,但较柱状细胞的核小,染色较深,位于细胞中间部。

3. 基底细胞 锥体形,位于上皮基部,体积小,细胞顶部不能到达腔面。核圆形,较小,染色较深,位于细胞基底部。

4. 基膜 上皮基部可见呈粉红色的薄膜即基膜(图 1-4)。

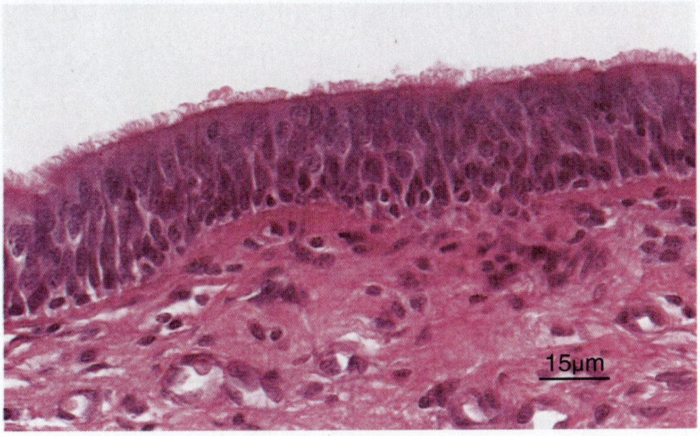

图 1-4 气管 石蜡切片 H-E 染色

五、复层扁平上皮(Stratified squamous epithelial)

来源:食管。

方法:石蜡切片,H-E 染色。

目的:观察复层扁平上皮的形态结构。

(一) 肉眼观察

切片为食管的横断,中央为管腔,腔面起伏不平。邻近腔面呈蓝紫色部分为复层扁平上皮。

(二) 低倍镜观察

复层扁平上皮由多层细胞组成,各层细胞的形态不同,相互移行,无截然的分界。上皮的基底面起伏不平,基膜不易看清。结缔组织呈乳头状突入上皮。

(三) 高倍镜观察

由上皮的基底面开始,从深层向腔面观察各层细胞的形态。基膜位于上皮与结缔组织交界处,不甚清楚。

1. 基底层 在基膜上的一层细胞,界限不甚清楚,细胞体积较小,为立方形或矮柱状。胞质染色较深。核椭圆形,有的可见分裂象。

2. 多边形细胞层 由数层多边形细胞组成。细胞体积逐渐变大,细胞分界比较清楚。核为圆形。

3. 梭形细胞层 由数层梭形细胞组成。细胞形状较多边形细胞为扁,是由多边形细胞逐渐演变而来。

4. 扁平细胞层 位于上皮的最表面,为数层扁平细胞组成。细胞界限不清。核扁平,较小,染色较深。最表层的细胞有时可脱落(图 1-5)。

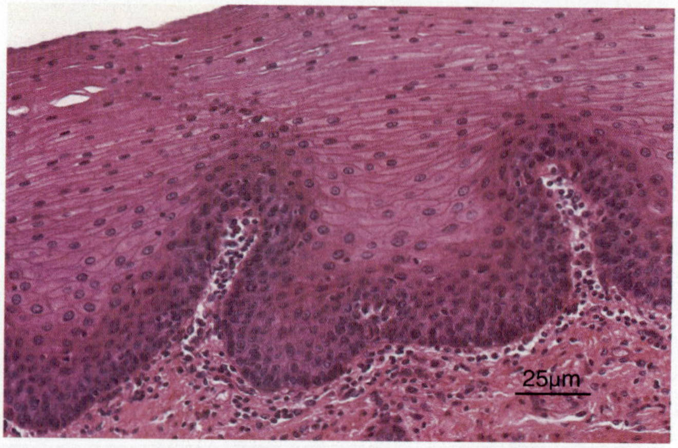

图 1-5　食管　石蜡切片　H-E 染色

六、变移上皮（Transitional epithelium）

来源：膀胱。

方法：石蜡切片，H-E 染色。

目的：观察变移上皮的形态结构。

（一）肉眼观察

膀胱壁较薄的为膀胱充盈状态，较厚的为膀胱空虚状态。

（二）低倍镜观察

充盈状态的膀胱上皮较平整，层次较少，空虚状态的膀胱上皮不整齐，层次较多。

（三）高倍镜观察

由于制片原因，变移上皮的几层细胞不易在同一处看清，所以应多找几处部位观察。

1. 基底层　位于上皮最基部的一层细胞，细胞轮廓不清，仅见蓝紫色圆形核。

2. 中层　在细胞层次多的地方可见在基底层之上有数层多边形细胞（找清楚部位观察）。

3. 浅层　上皮表层的细胞体形较大，呈倒梨状，称壳细胞，部分壳细胞内可见双核，胞质嗜酸性，着色较深（图 1-6）。

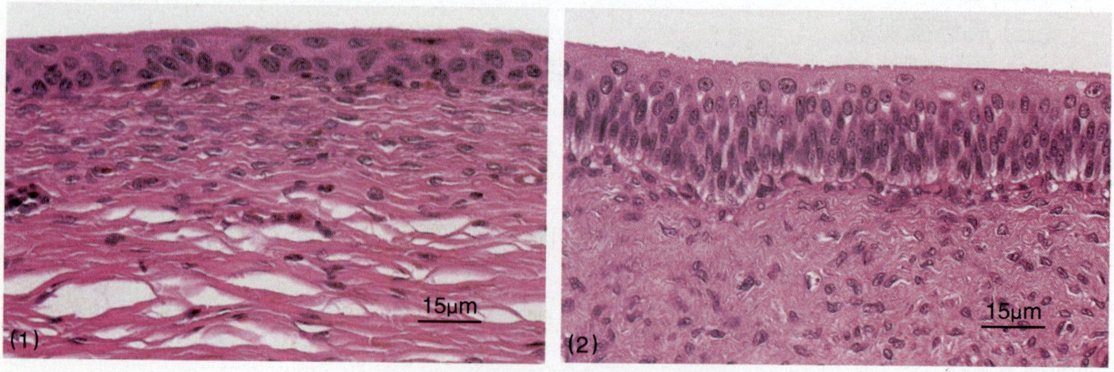

图 1-6　膀胱　石蜡切片　H-E 染色

（1）充盈状态；（2）空虚状态

示 教 内 容

一、单层扁平上皮表面观

方法:蛙肠系膜整装铺片,镀银染色。

高倍镜观察:细胞呈多边形,细胞间被黑色波纹状线条所分隔。细胞中央卵圆形明亮区为未着色的细胞核(图 1-7)。

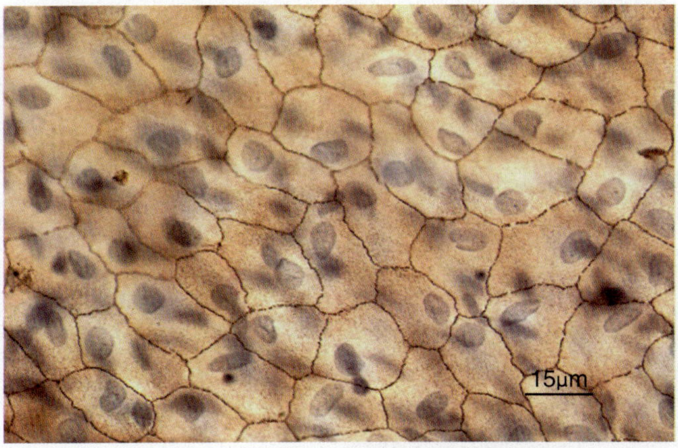

图 1-7　蛙肠系膜整装铺片　镀银染色

二、小肠柱状上皮 PAS 反应

方法:采用组织化学的过碘酸 -Schiff(PAS)反应。"过碘酸"是一种氧化剂,能使多糖、黏多糖类物质的 1、2 乙二醇基(CHOH—CHOH)氧化,产生二醛基(CHO·CHO)。二醛基与 Schiff 试剂内的无色品红相结合,则形成紫红色的反应物,因此,凡有 1、2 乙二醇基的物质即能显示出呈紫红色的阳性反应。

高倍镜观察:

1. 杯形细胞　位于柱状细胞之间,形似高脚的酒杯状,细胞的膨大部分含分泌物,PAS 阳性反应,呈紫红色。细胞的基部较窄,可见细胞核,染蓝紫色(苏木精复染)。

2. 纹状缘　被覆在上皮细胞的表面,均匀一致的线条状,呈 PAS 阳性反应的紫红色膜状结构。

3. 基膜　位于上皮细胞的基部与结缔组织交界处,染浅紫红色的薄膜(图 1-8)。

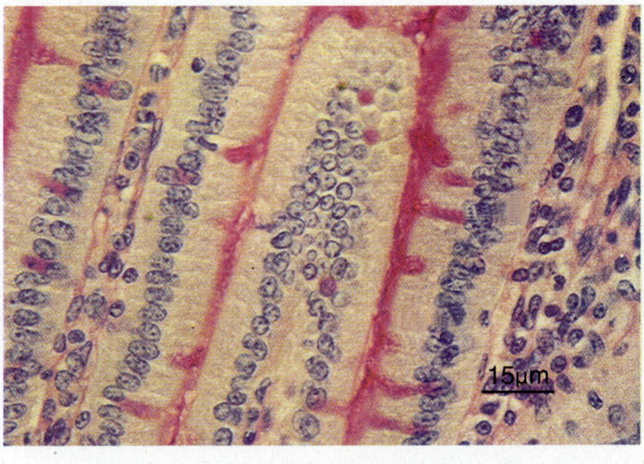

图 1-8　小肠柱状上皮 PAS 反应

三、腺上皮和腺泡

方法:石蜡切片,H-E 染色。

低倍镜:位于气管黏膜下层的结缔组织中,可见许多圆形泡状结构称腺泡,每个腺泡由一层锥体形细胞(腺上皮)围成。腺上皮胞质着色较红,核圆形,位于细胞近基部的称浆液性腺上皮,由此细胞围成的腺泡称浆液性腺泡。腺上皮胞质着色较浅红,核扁圆形位于细胞基部的称黏液性腺上皮,由此细胞围成的腺泡称黏液性腺泡。

两种腺上皮共同组成的腺泡称混合性腺泡(图 1-9)。

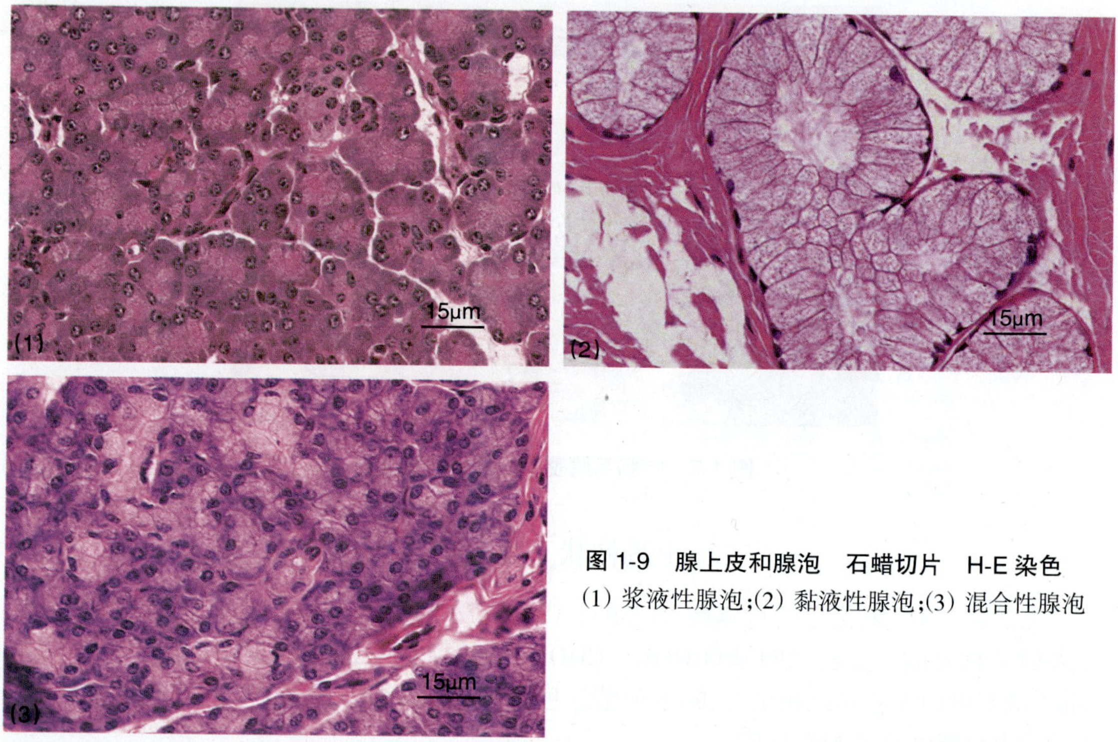

图 1-9 腺上皮和腺泡 石蜡切片 H-E 染色

(1) 浆液性腺泡;(2) 黏液性腺泡;(3) 混合性腺泡

第二章　结缔组织（Connective Tissue）

实验内容

一、疏松结缔组织铺片
（Loose connective tissue stretched preparation）

来源：肠系膜或皮下组织。

方法：腹腔或皮下注射台盼蓝，Bouin 液固定，偶氮洋红和醛品红染色。

目的：观察疏松结缔组织的两种纤维（胶原纤维和弹性纤维）和三种细胞成分（巨噬细胞、肥大细胞和成纤维细胞）的形态并联系其功能观察。

（一）低倍镜观察

选择标本较薄处换用高倍镜观察。

（二）高倍镜观察

1. 纤维　可见两种纤维。

（1）胶原纤维呈粉红色，波浪形，粗细不等，有分支，其内的胶原原纤维不易辨清。

（2）弹性纤维呈紫色，较纤细，有分支并弯曲。

2. 细胞　纤维间可见三种细胞。

（1）肥大细胞：圆形或椭圆形。胞质中充满密集的大小一致、分布均匀的紫色颗粒，部分颗粒轮廓不清，常连成一片。核椭圆或卵圆形，呈红色，位于细胞中央。有时核被颗粒遮盖而不显现。

（2）巨噬细胞：形态不规则，轮廓不清。胞质内含有许多大小不等、分布不均的蓝色颗粒，为吞噬台盼蓝后所致。

（3）成纤维细胞：细胞扁平，有突起，着色浅。细胞核卵圆形，核仁明显。细胞质有的隐约可见，有的则模糊不清。部分成纤维细胞胞质内可含有经胞饮而吞入的少量细小的台盼蓝颗粒。由于巨噬细胞的颗粒粗大而数量多，所以这两种细胞可以分辨。

3. 基质　分布于纤维与细胞之间的空隙中，常不着色（图 2-1）。

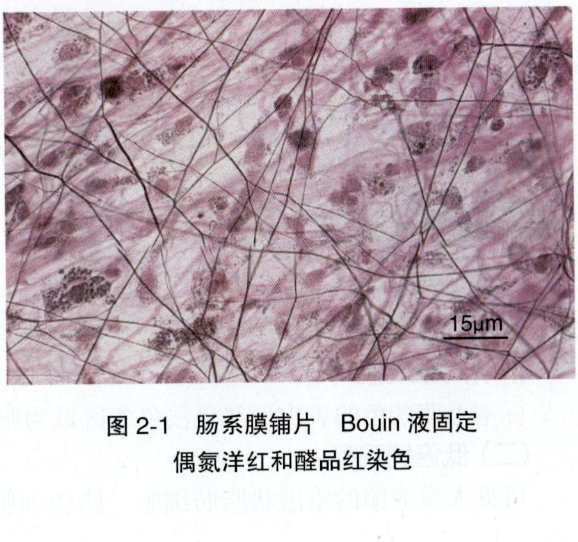

图 2-1　肠系膜铺片　Bouin 液固定　偶氮洋红和醛品红染色

二、疏松结缔组织切片(Loose connective tissue section)

来源:胃底、十二指肠或膀胱。

方法:石蜡切片,H-E 染色。

目的:通过疏松结缔组织铺片标本的观察,在了解两种纤维和主要细胞类型的基础上,为进一步掌握疏松结缔组织在器官内的状态,需选择常用的切片标本进行观察。

(一) 肉眼观察

在十二指肠黏膜层和红色的肌层间的色浅区域为疏松结缔组织所在处。

(二) 显微镜观察

先用低倍镜找到以上肉眼所见的色浅、较疏松的部位,然后再用高倍镜观察。

1. 纤维 结缔组织纤维呈粉色,排列疏松,呈不同形状的切面,主要属胶原纤维,弹性纤维因数量少,染色又相近,故不易分辨纤维的类型。

2. 细胞 在纤维之间,卵圆或梭形的,呈蓝紫色的多为成纤维细胞的核,其胞质分辨不清。标本同样不能分辨细胞类型。

3. 基质 因脱水可见细胞、纤维间出现较大的空隙,生活状态时这些空隙中充满胶状的基质(图 2-2)。

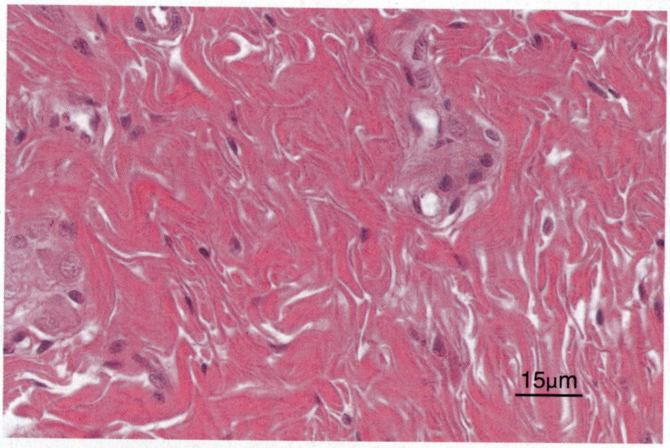

图 2-2 十二指肠 石蜡切片 H-E 染色

三、脂肪组织(Adipose tissue)

来源:指皮、头皮。

方法:Bouin 液固定,石蜡切片,H-E 染色。

目的:脂肪组织是以营养为主要功能的一种结缔组织,本标本中可观察到脂肪组织及脂肪细胞在结构方面的特点。

(一) 肉眼观察

标本上蓝紫色的表皮深部呈浅色的区域为脂肪组织。

(二) 低倍镜观察

可见大量成团的空泡状脂肪细胞。脂肪细胞团之间有结缔组织形成的间隔,其内可见血管、神经(可先不辨认)等断面。

(三)高倍镜观察

脂肪细胞常呈圆形或多边形,胞质内含一大空泡,系制片时所溶去的脂滴所为,核被脂滴挤向一侧,呈新月形,着色浅(图 2-3)。

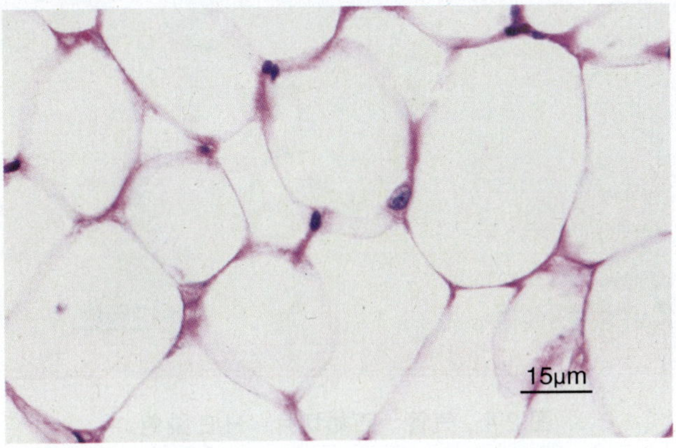

图 2-3　指皮　石蜡切片　H-E 染色

四、透明软骨(Hyaline cartilage)

来源:气管。

方法:气管横断切片,H-E 染色。

目的:观察透明软骨并通过软骨膜了解致密结缔组织的形态结构。

(一)肉眼观察

气管的横切面为环状,其中有浅蓝色半环,即透明软骨。

(二)低倍镜观察

首先找到气管内呈蓝色的透明软骨。

1. 软骨膜　为包在软骨周围的致密结缔组织,呈粉红色。软骨膜分内外两层,外层纤维较多,细胞较少;内层则相反。

2. 透明软骨

(1) 基质:包括呈蓝色的嗜碱性部分(由于硫酸软骨素等含量多)和呈粉红色的嗜酸性部分(由于蛋白质含量多)。成人的软骨基质中,硫酸软骨素较少,蛋白质多,故着色偏嗜酸性。

(2) 软骨细胞:位于基质的陷窝内。生活状态时,整个陷窝为软骨细胞所充满。在制片过程中,细胞收缩,故在标本中常见细胞与陷窝之间有裂隙。

透明软骨细胞的形状和排列与软骨细胞的成熟状态有关,靠近软骨膜的细胞,呈长梭形,多平行于软骨膜表面而排列,并且单独存在,这是由软骨膜中结缔组织产生的幼稚软骨细胞。在软骨深部,见到细胞呈圆形或椭圆形,成组排列,每组有数个细胞,这是软骨细胞分裂而产生所致,称同源细胞群。

(3) 软骨囊:为包围软骨细胞外面含较多硫酸软骨素的软骨基质,嗜碱性强。

(三) 高倍镜

可见软骨内部的软骨细胞一般呈圆形或椭圆形，细胞中央有浅色的圆形核，胞质弱嗜碱性(图 2-4)。

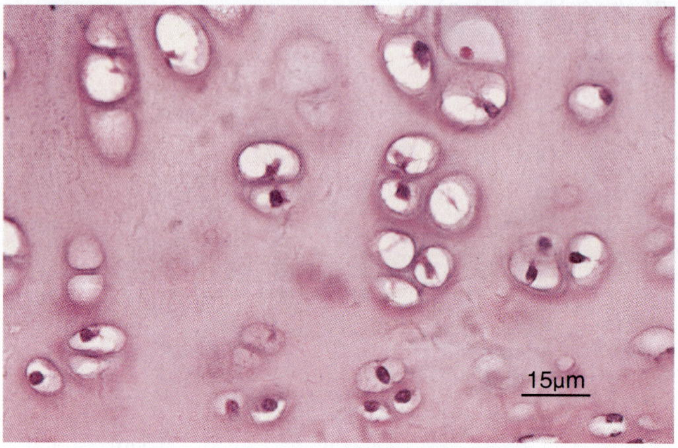

图 2-4 气管 石蜡切片 H-E 染色

五、骨磨片(Ground section of bone)

来源：长骨。

方法：磨片法，用此法制作的标本，看不到骨细胞和有机成分，大力紫染色。

目的：观察骨密质基质的形态结构。

(一) 低倍镜观察

1. 外环骨板　位于骨表面，可见骨表面平行排列的数层骨板，骨板间的骨陷窝被紫色颜料所充满。

2. 内环骨板　位于骨髓腔的表面，近腔面排列的内环骨板不太规则，有的内环骨板已被磨掉，而出现缺损。

3. 骨单位(哈弗斯系统)　位于内、外环骨板之间。呈同心圆排列的骨板系统。每层骨板称哈弗斯骨板，骨板间有骨陷窝，哈弗斯骨板的中央是哈弗斯管，又称中央管，常见两中央管之间有交通支相连。中央管、交通支和骨陷窝均可被紫色颜料所填充。

4. 间骨板　位于哈弗斯系统间，是指不完整的哈弗斯系统。

(二) 高倍镜观察

1. 骨陷窝　沿骨板长轴排列的小窝，呈椭圆形，其内充满紫色颜料。

2. 骨小管　是与骨陷窝相连的许多细长的小管，其内充满紫色颜料。注意骨小管彼此之间的关系(图 2-5)。

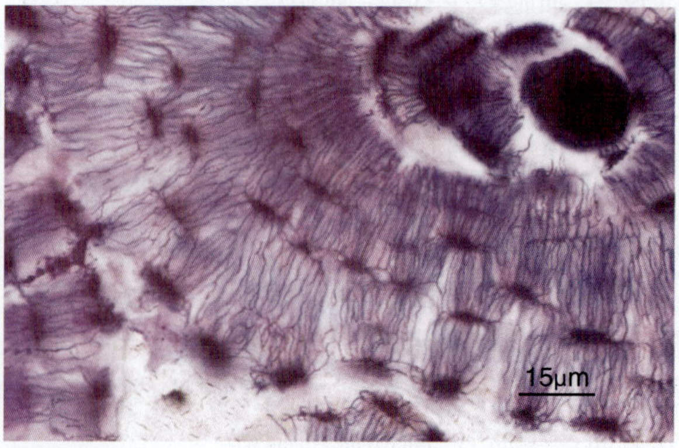

图 2-5 长骨 磨片 大力紫染色

六、膜性骨发生(Intramembranous osteogenesis)

来源:指骨。

方法:胎儿顶骨或指骨切片,H-E 染色。

目的:1. 通过此标本的观察了解骨发生的基本过程。

2. 掌握成骨细胞、骨细胞、破骨细胞的形态结构。

(一) 肉眼观察

标本为一长条状结构。

(二) 低倍观察

可见粉染的结缔组织膜和数块深粉色的新生骨组织,新生骨组织周围浅染部分是间充质,新生骨组织块周边有一行排列整齐染蓝紫色的细胞,为成骨细胞。新生骨组织内部,散在分布呈蓝紫色的骨细胞,在初级小梁外,可见体积大的多核细胞,为破骨细胞。

(三) 高倍镜观察

1. 成骨细胞　位于新生骨组织表面,排成一行(有的地方成骨细胞距离新生骨组织较远,这是制片过程骨组织收缩的结果)。细胞为立方形、柱状或不规则形。胞质强嗜碱性,核大而圆,位于细胞一端,核仁清楚。

2. 骨细胞　位于新生骨组织内,散在,形状不规则,胞质嗜碱性,细胞核和细胞质不易分清,骨细胞周围较明亮的圆环是细胞收缩显出的骨陷窝。

3. 破骨细胞　位于新生骨组织的边缘,胞体较大,不规则或卵圆形,胞质嗜酸性,细胞核多个(图 2-6)。

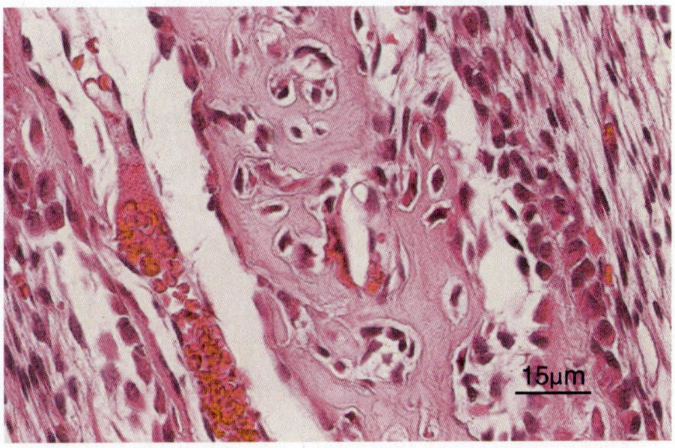

图 2-6　指骨　石蜡切片　H-E 染色

七、血液涂片(Blood smear)

方法:末梢血涂片,瑞氏法染色。

目的:观察血液各种有形成分的形态结构特点。

(一) 低倍镜观察

选择细胞分布均匀处观察。在众多的红细胞之间可见含蓝紫色核的白细胞。红细胞小而圆,无核,胞质橘红色,中心染色浅,边缘染色深。白细胞的体积大多比红细胞大。

(二) 高倍镜观察

分辨各种血细胞。

1. 红细胞　进一步观察成熟红细胞的形态结构。

2. 白细胞　为有核的细胞,数量较少:

(1) 中性粒细胞:胞质嗜酸性,着浅粉色,含细小的嗜中性颗粒(一般不易看清),核呈紫蓝色,分叶状,常见 2~5 个分叶,叶间由染色质相连。

(2) 嗜酸性粒细胞:胞质中充满粗大而均匀的嗜酸性颗粒,呈橘红色,核呈紫蓝色,多见

2 个分叶。

(3) 嗜碱性粒细胞:胞质染浅粉色,含有大小不等分布不均的深蓝色嗜碱性颗粒。核不规则形,常被颗粒掩盖,不易看清。

(4) 淋巴细胞:细胞数量较多,细胞多数体积较小,核大而圆形,呈深紫色。核可占细胞的绝大部分,胞质很少,呈天蓝色,仅在核的周围形成一薄层。

(5) 单核细胞:细胞体积较大,数量较少。胞质丰富,呈浅灰色,核为不规则形,常表现为肾形或马蹄形,呈浅紫色。

3. 血小板　体积较小,形状不规则,常聚集成团,分布于血细胞之间。血小板中央含有紫色的小颗粒,其周围染色浅(图 2-7)。

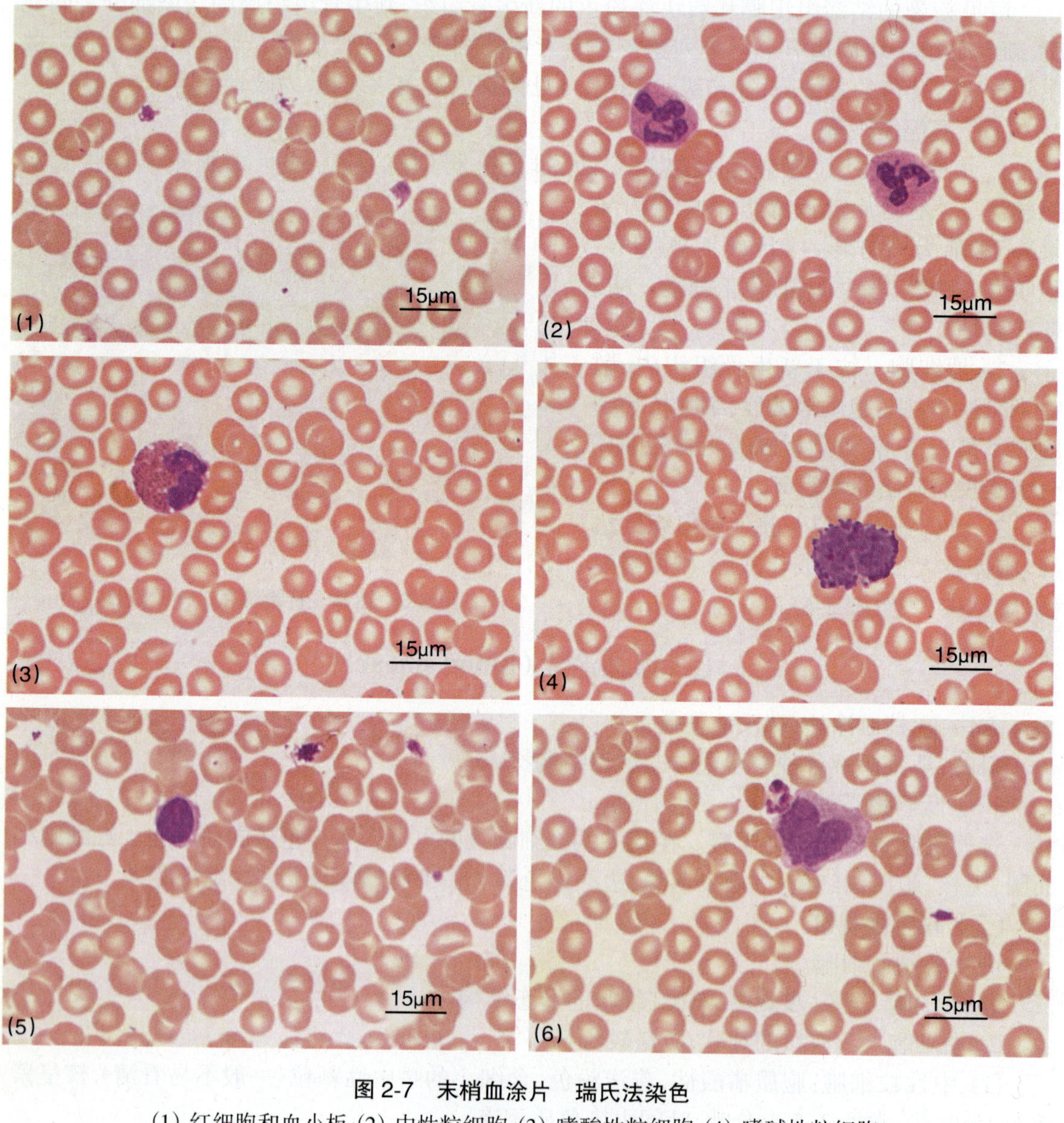

图 2-7　末梢血涂片　瑞氏法染色

(1) 红细胞和血小板;(2) 中性粒细胞;(3) 嗜酸性粒细胞;(4) 嗜碱性粒细胞;(5) 淋巴细胞;(6) 单核细胞

示教内容

一、网织红细胞

方法:煌焦油蓝染色。

高倍镜观察:红细胞和网织红细胞均呈黄色,后者胞质中可见蓝黑色小点或呈网状。若经瑞特金黄色法复染,胞质为粉红色(图 2-8)。

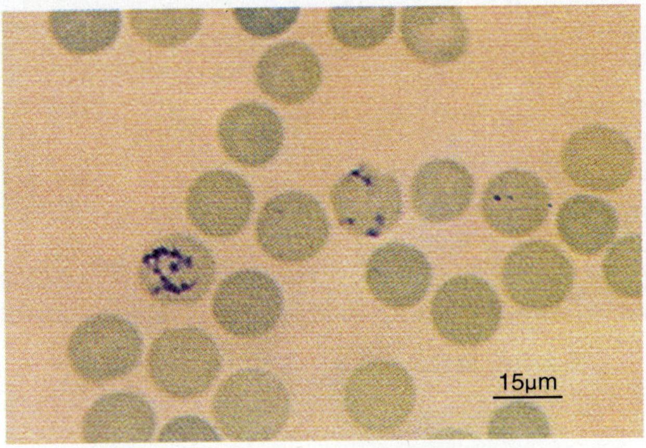

图 2-8　末梢血涂片　煌焦油蓝染液染色

二、网状纤维(淋巴结)

方法:镀银染色。

低倍镜观察:网状纤维呈较细的黑色纤维,分支交织成网,又名嗜银纤维。注意,粗大而呈深黑色的不是网状纤维,而是胶原纤维(图 2-9)。

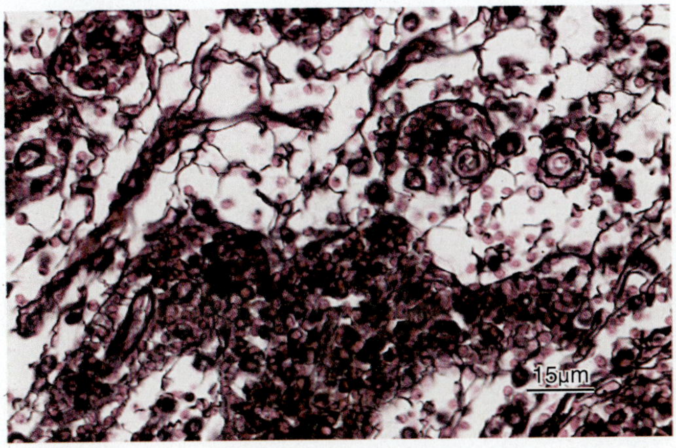

图 2-9　淋巴结　镀银染色

三、浆细胞

方法:慢性炎症标本,石蜡切片,H-E 染色。

高倍镜观察:浆细胞呈圆形或卵圆形,胞质嗜碱性强。在核的一端有一色浅的透明区(高尔基区)。胞核圆形,多位于细胞一端,染色质粗密集结,常呈车轮状排列。

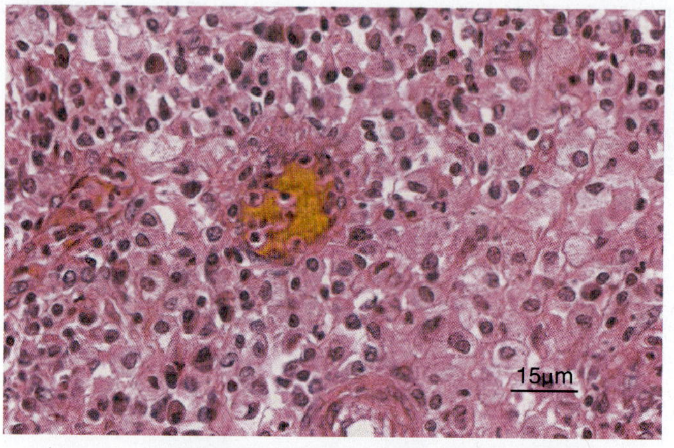

图 2-10 慢性炎症标本 石蜡切片 H-E 染色

第三章　肌肉组织(Muscle tissue)

实验内容

一、平滑肌(Smooth muscle)

方法:石蜡切片,H-E 染色。

目的:观察平滑肌纤维的形态结构。

(一) 肉眼观察

较薄的是充盈状态的膀胱壁,较厚的是空虚状态的膀胱壁。

(二) 低倍观察空虚状态的膀胱

平滑肌组织比周围结缔组织染色深。由于平滑肌组织成层分布,各层中肌纤维方向不同,所以有横切、斜切和纵切的不同切面。寻找典型的纵切面和横切面进行观察。

1. 纵切面

低倍镜:细胞长梭形,成层紧密排列,细胞界限不清。

高倍镜:细胞含核部分较粗,二端尖细,胞质呈粉红色。核椭圆或杆状,核内染色质细小,故染色浅。细胞之间的细胞间质少。

2. 横切面

低倍镜:细胞横切面为圆形或不规则形,大小不一。有的含核,有的未切到核。

高倍镜:含核部位的细胞横切面较大,能看到核周有少量胞质,胞核圆形。多数细胞未切到核,仅显示出含有粉红色胞质的大小不等的断面(图 3-1)。

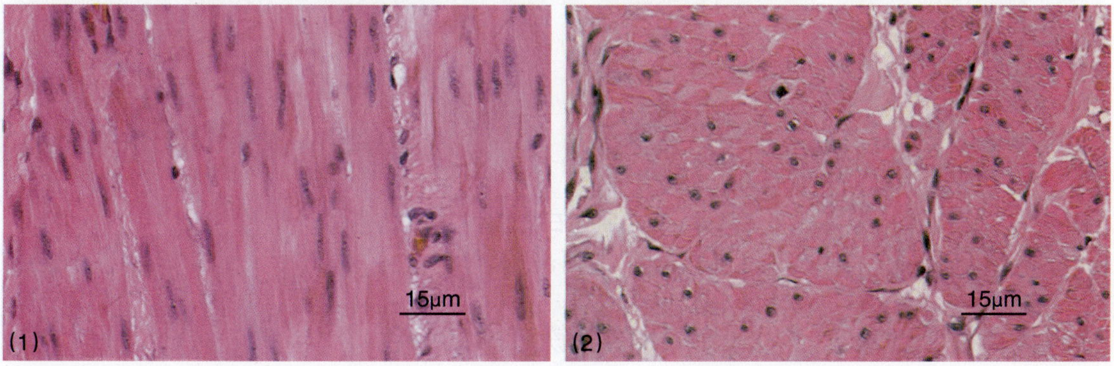

图 3-1　平滑肌　石蜡切片　H-E 染色

(1) 纵切面;(2) 横切面

二、骨骼肌 H-E 染色（Skeletal muscle stained by H-E）

方法：石蜡切片，H-E 染色。

目的：观察骨骼肌纤维的形态结构。

（一）骨骼肌纤维的纵切面

1. 低倍镜观察　肌纤维成细长柱状，肌纤维间有少量结缔组织，染色较浅。

2. 高倍镜观察：

(1) 肌膜：位于肌纤维的表面，着色略深。

(2) 肌原纤维：在肌纤维内有许多纵行的细丝，为肌原纤维。每条肌原纤维都呈现粗细不等和着色深浅不均的横纹。使整个肌纤维呈现出着色深浅相间的横纹。

1) 暗带：为深红色。

2) 明带：为着色较浅，与暗带交界处可见一条与肌原纤维长轴垂直分布较细的深线，为间线（Z 线）。

(3) 细胞核：位于肌膜内肌纤维周边，数量多，为椭圆形。核内染色质较少，可见核仁。

(4) 肌质：呈红色。

（二）骨骼肌纤维横切面

低倍镜观察：

1. 肌纤维的横切面大小相似，呈多边形，每条肌纤维周边由深红色肌膜包裹，肌膜下方可见数个蓝染的胞核。胞核圆或卵圆形。

2. 许多肌纤维集中一起，形成大小不等的肌束，肌束周围由少量结缔组织包裹。许多肌束结合在一起成一块肌肉。外面围绕的疏松结缔组织较多，在结缔组织中可见血管和神经（图 3-2）。

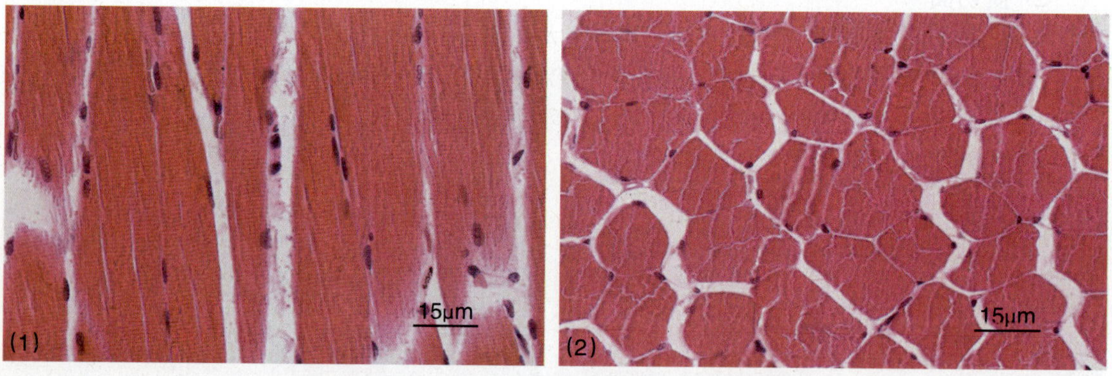

图 3-2　骨骼肌　石蜡切片　H-E 染色

(1) 纵切面；(2) 横切面

三、骨骼肌铁苏木精染色（Skeletal muscle stained by iron haematoxylin）

方法：石蜡切片，铁苏木精染色。

目的：这种方法可清楚地显示骨骼肌纤维的横纹。

高倍镜观察：深蓝色的为暗带，着色较浅的为明带，明带与暗带相间排列，明、暗带交界处可见有一条深色的细线，为间线（Z 线）（图 3-3）。

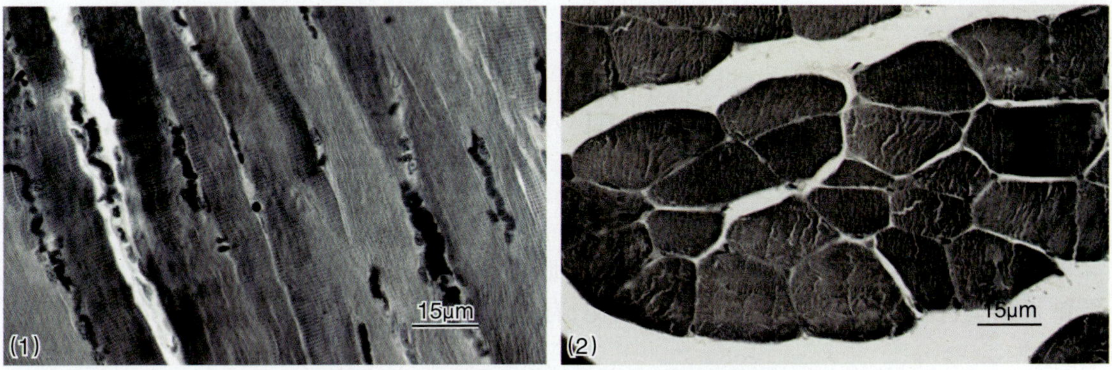

图 3-3　骨骼肌　石蜡切片　铁苏木精染色

（1）纵切面；（2）横切面

四、心肌（Cardiac muscle）

方法：石蜡切片，H-E 染色。

目的：观察心肌纤维形态结构特点，并与骨骼肌纤维进行比较。

（一）低倍镜观察

在标本上先找到心肌纤维的纵切面。纵切的心肌纤维呈细长形，直径比骨骼肌纤维小。再观察横切和斜切的心肌纤维，心肌纤维被切成圆形或不规则形。核常单个，位于肌纤维中央。

（二）高倍镜观察

1. 纵切面　心肌纤维为细长形，并有分支互相连接。核为卵圆形，位于肌纤维中央。心肌纤维上也有明暗相间的横纹，但比骨骼肌纤维的横纹细，不很明显。此外，心肌纤维的分支处还可见着色深的横线是闰盘结构。

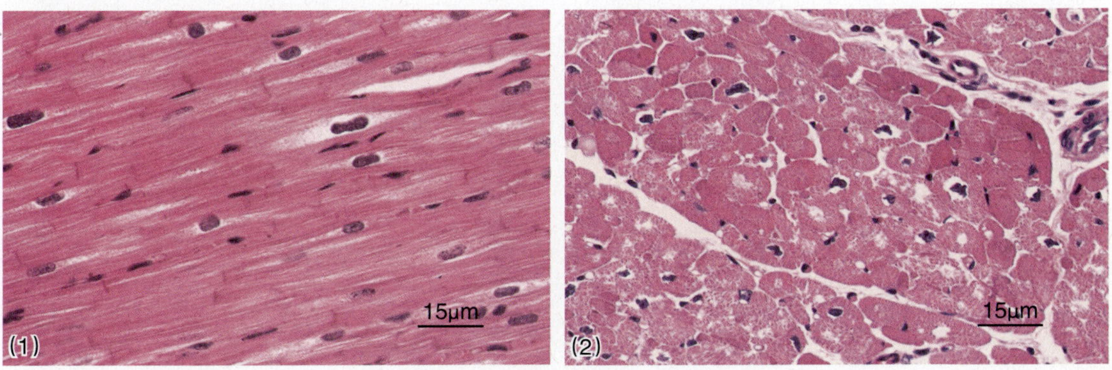

图 3-4　心肌　石蜡切片　H-E 染色

（1）纵切面；（2）横切面

2. 横切面　心肌纤维为圆形或不规则形，其内可见许多成束肌丝的横切面，为粉红色的小点状结构。核圆形位于肌纤维中央。有的未切到核（图 3-4）。

示 教 内 容

闰　盘

方法：心肌组织，铁苏木精染色。

目的：观察心肌纤维的闰盘结构。

高倍镜观察：心肌纤维为细长形，并有明暗相间的横纹，常在心肌纤维分支处可见与肌纤维长轴垂直着深蓝色的横线，为闰盘结构，有的横线呈阶梯状（图 3-5）。

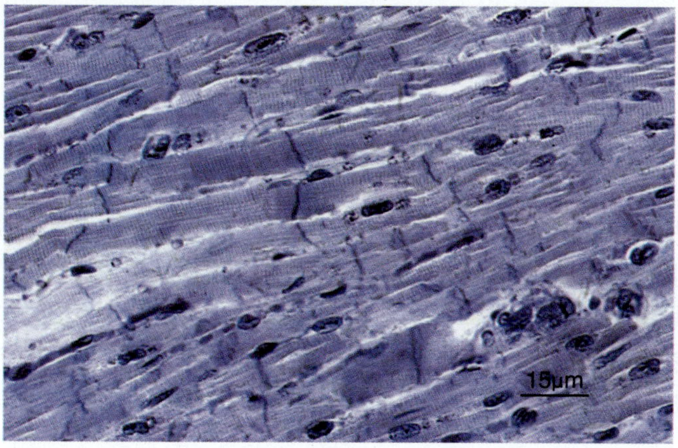

图 3-5　心肌　石蜡切片　铁苏木精染色

第四章　神经组织（Nerve tissue）

实 验 内 容

一、脊髓前角运动神经元
（Cornu anterius medullae spinalis motor neuron）

来源：脊髓。

方法：石蜡切片，H-E 染色。

目的：观察前角运动神经元的一般构造特点。

（一）肉眼观察

脊髓的横切面为扁圆形，外面包裹脊髓膜。脊髓内部分灰质和白质：灰质位于中央，着色较白质为深，其形如蝴蝶。白质在灰质周围，着色较灰质稍浅。灰质又可分以下几部分：

1. 灰质向前突出两个较细的突起，称为前角，前角短而宽。

2. 在前角的相反方向也有两个突起，称后角，后角较窄而长。

（二）低倍镜观察

1. 白质主要由神经纤维组成。在此标本上见到的是神经纤维的横切面。

2. 先找到灰质的前角，观察其中神经元。前角中的运动神经元体积较大，多分布成群。灰质是神经元集中所在，但也有部分神经纤维。

（三）高倍镜观察

观察前角运动神经元的构造。一般只见多边形或不规则的胞体，常见有数个短突起与胞体相连。观察时应选择可见胞核的神经元，如能找到具有突起的更好。

1. 神经元

(1) 胞体：在此标本上胞质染浅红色，尼氏体呈块状分布，着深蓝色，有时可见轴丘结构。

(2) 胞核：神经细胞的核大而圆，染色较浅。核内染色质较少，一般可见一个较大的核仁，着深红色或蓝紫色。

(3) 突起：如能见到突起时，大多是树突，其构造与胞体的胞质相同。轴突较少见到。

2. 神经胶质　在白质和灰质中都有，分布在神经纤维间和神经元胞体周围。在普通染色标本上只见圆形小胞核，染色较深。胞质和突起一般不易看到（图 4-1）。

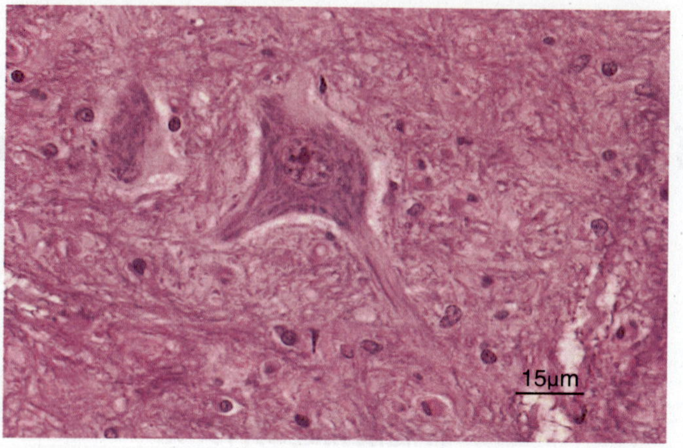

图 4-1 脊髓 石蜡切片 H-E 染色

二、脊神经节细胞(Spinal ganglia cell)

方法:石蜡切片,H-E 染色。

目的:观察脊神经节细胞的形态结构。

(一) 肉眼观察

标本上椭圆形的膨大部分是脊神经节。与脊神经节相连的较细的部分是脊髓的后根。有时在脊神经节的一侧还可见到前根。

(二) 低倍镜观察

1. 被膜 包在神经节的表面,由致密结缔组织构成。被膜向神经节两端延伸,形成后根的被膜。被膜结缔组织也进入神经节内。

2. 神经元 细胞大小不等,细胞体多为圆形或长圆形。

3. 神经纤维 神经元间集合成束。这些神经纤维是神经节细胞发出的突起。

(三) 高倍镜观察

选择一个能见胞核的脊神经节细胞进行观察。神经元的突起(属于假单极神经元)多被切断,故细胞多呈圆形。胞质染红色,其中可见染蓝紫色的细小颗粒是尼氏体。核圆,染色浅,其中有染成蓝紫色或红色的核仁。在神经元的周围有一空隙,是细胞收缩而形成的人工假象。空隙外方围以一层扁平或立方形细胞,其核较圆,染色较浅,为神经胶质细胞或称卫星细胞。在卫星细胞外面,常包有薄层的结缔组织(图 4-2)。

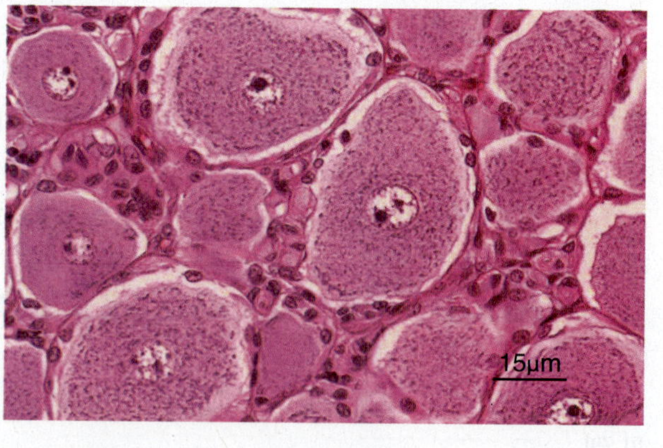

图 4-2 脊神经节 石蜡切片 H-E 染色

三、神经纤维(Nerve fiber)

方法:坐骨神经,石蜡切片,H-E 染色。

目的:掌握神经和有髓神经纤维的形态结构。

肉眼观察

细长条的是纵切面,圆形的是横切面。观察应先看纵切面,后看横切面。

1. 神经的纵切面

(1) 低倍镜观察:深染的为结缔组织膜,称神经束膜,浅染的为神经束。神经束内的有髓神经纤维排列比较整齐,大多平行排列。

(2) 高倍镜观察:细心辨认有髓神经纤维的构造。

1) 轴突在有髓神经纤维的中心,常有收缩膨胀或溶解的现象,有的染色较深,有的染色较浅。

2) 髓鞘呈网状,位于神经膜以内。

3) 神经膜细胞的核为长圆形,染色较浅,位于有髓神经纤维表面。有髓神经纤维间也有结缔组织的细胞,这些细胞的核小而染色深。

4) 郎飞结,髓鞘每隔一段出现缩窄区为郎飞结,此区的轴突外仅有神经膜,而无髓鞘。

2. 神经的横切面

(1) 低倍镜观察:可见神经纤维组成几个圆形的束,其大小不一。神经束外由结缔组织包裹。结缔组织内有时可见血管。神经纤维切面多为圆形,排列紧密。

(2) 高倍镜观察:神经纤维横切面为圆形,中央紫红色有圆点为轴突,外周浅色的呈网状的为髓鞘,其外由神经膜细胞包裹,有时可见神经膜细胞的核(图 4-3)。

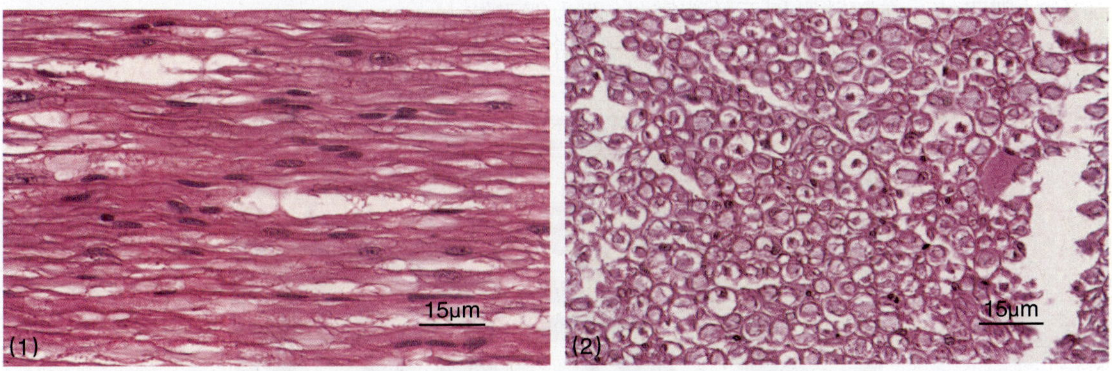

图 4-3 坐骨神经 石蜡切片 H-E 染色

(1) 纵切面;(2) 横切面

示教内容

一、神经原纤维

方法:脊髓横断,石蜡切片,镀银法染色。

目的:观察脊髓前角运动神经元中神经原纤维的形态和分布。

高倍镜观察:神经元胞体棕黄色。核不着色,核仁为棕黑色小点。胞浆内有着色较深的棕色或棕黑色细丝，交错分布，并伸入突起中，此为神经原纤维（图 4-4）。

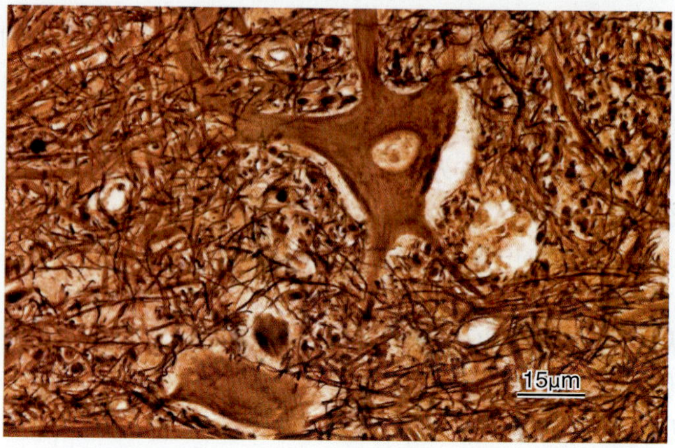

图 4-4 脊髓 石蜡切片 镀银法染色

二、髓 鞘

方法：坐骨神经，锇酸固定，石蜡切片。

目的：观察神经纤维髓鞘的构造。

高倍镜观察：

1. 髓鞘 呈黑色。
2. 郎飞结 在髓鞘纵切面的缩窄处，即为郎飞结。
3. 神经膜及周围的结缔组织 着淡黄色（图 4-5）。

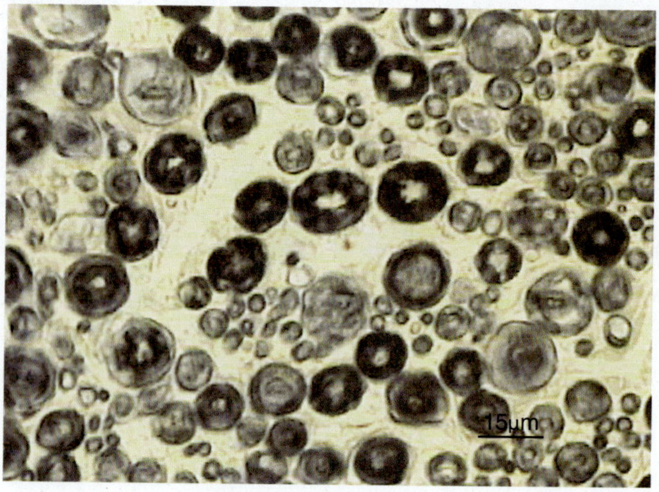

图 4-5 坐骨神经横断面 锇酸固定 石蜡切片

三、运动终板

方法：取肋间肌剪成小块，经甲酸固定后，用氯化金镀染。将小块组织放在载玻片上加压,使肌纤维分散。再滴加甘油,加盖玻片封固。

目的:了解骨骼肌纤维上运动神经末梢(终板)的构造。

低倍镜观察:可见肌纤维呈红色或紫色,神经纤维呈黑色。神经纤维最初成束,邻近肌纤维时神经纤维分散。每条纤维分支末端成爪样止于肌纤维表面,形成终板(图 4-6)。

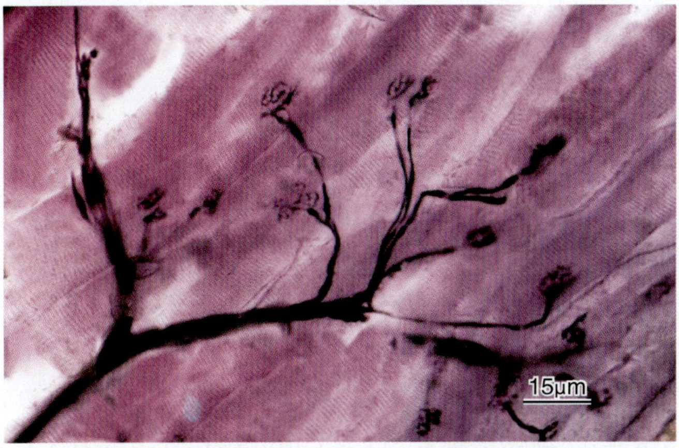

图 4-6　运动终板　甲酸固定　氯化金镀染

四、突　　触

方法:脊髓横断,镀银染色,石蜡切片。

目的:观察脊髓前角运动神经元胞体上突触的分布和形态。

高倍镜观察:脊髓前角运动神经元的胞体和突起呈棕黄色,有许多黑色的小环或小球附着在胞体和树突的表面上。这些小环或小球是其他神经元轴突的末端,它们附在这个神经元胞体或树突表面,构成突触(图 4-7)。

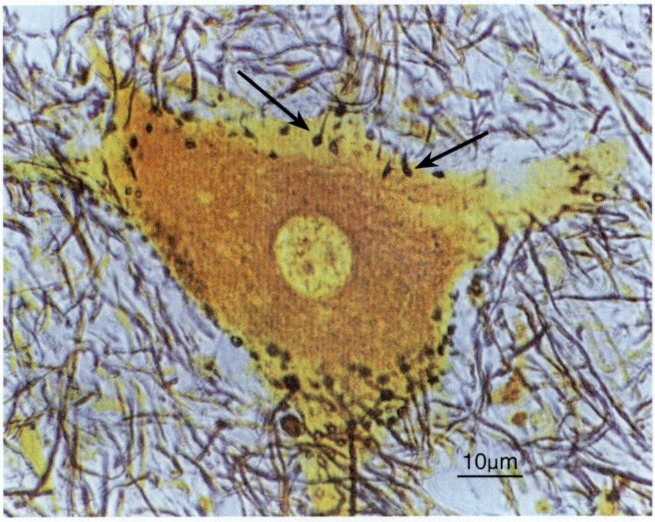

图 4-7　脊髓　石蜡切片　镀银染色

第五章　神经系统(Nerve system)

实验内容

一、脊髓(见神经组织)

二、脊神经节(见神经组织)

三、大脑(Cerebrum)

方法:取大脑切成薄片,硝酸银染色,制成火棉胶厚切片。这种方法所制的标本可显示神经元和星形胶质细胞较完整的结构。神经元染成黑色,但不能观察细胞内部的构造。

目的:观察大脑皮质中的锥体细胞和星形胶质细胞的形态。

肉眼观察:表面染色深的为皮质,深部染色浅的为髓质。凹陷处为沟,沟间的隆起处为回。

低倍镜观察:在皮质中锥体细胞排列方面与皮质表面垂直,且分为多层。锥体细胞的大小不同,但其形态都大致相似。胞体为三角形。自胞体顶端发出一个粗大的主干树突,走向大脑表面。由胞体两侧也发出较细小的树突。所有的树突上都有树突棘,数量多少不定。胞体的底面发出细而较直的轴突,其方向与主干树突相反,一般见到近胞体的一段。

星形胶质细胞较小,在灰质白质均有,胞体为多边形。自胞体向四周发出几根突起。每根突起都较粗,还可分出数根更细的分支(图 5-1)。

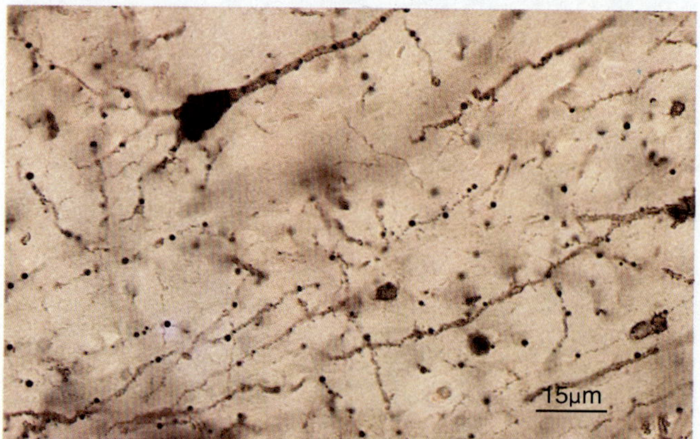

图 5-1　大脑　火棉胶厚切片　硝酸银染色

示教内容

小　脑

方法:取小脑切成薄片,Golgi 镀银染色。

目的:观察普肯耶细胞。

肉眼观察:表面染色深为小脑皮质,深部染色浅为小脑髓质。

低倍镜观察:普肯耶细胞染色后为黑色,胞体呈梨形,其树突反复分支形同侧柏叶状,分支上常可见树突棘,轴突自胞体底部发出并延伸(图 5-2)。

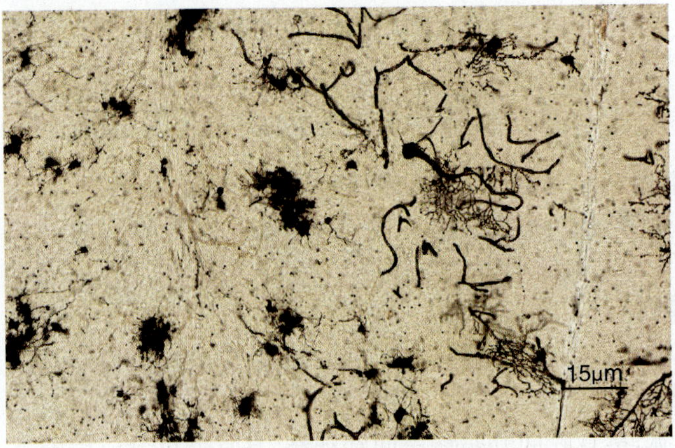

图 5-2　小脑　Golgi 镀银染色

第六章 循环系统(Circulatory system)

循环系统是一个封闭的循环管道系统。组成的器官除毛细血管、淋巴管外,其基本结构从内向外均分为内、中、外三层膜。其中以中等动脉最为典型,但因为各部分功能不同而有不同的结构特点。观察时,可先以中等动脉为代表,熟悉三层结构,然后再辨认其他器官的结构特点。

实 验 内 容

一、中等动静脉(Medium size artery and vein)

方法:中等动静脉 Zenker 液固定,石蜡切片(横切),H-E 染色。

目的:通过对中等动静脉各层结构的分析,认识血管的一般结构,以及动静脉结构差异。

(一)肉眼观察

有两个血管的横切面。腔圆壁厚的为动脉;腔大壁薄的为静脉。

(二)低倍镜观察

先观察中等动脉,从管腔面开始逐层向外观察,其管壁可分三层膜。

1. 内膜 很薄,在内膜与中膜之间有一条波纹状走行、红染的内弹性膜。

2. 中膜 最厚,主要由环行排列的多层平滑肌纤维组成。

3. 外膜 较厚,主要由染色较深的结缔组织构成。与周围的疏松结缔组织无明显界限。

(三)高倍镜观察

1. 中等动脉

(1) 内膜可分为三层:

1) 内皮层:由单层扁平上皮构成,核扁圆形,向腔突出,细胞质较少。

2) 内皮下层:含少量结缔组织纤维。

3) 内弹性膜:呈波浪状薄膜,折光力强,构造均匀,呈粉红色。可作为鉴别中小动脉的特征之一。因内皮下层很薄,加上制片过程中组织收缩之故,内弹性膜紧贴在内皮内侧。

(2) 中膜

1) 平滑肌纤维:肌纤维界限不清,可根据肌细胞核的特点辨认,从肌纤维呈长杆状的核可看出中膜平滑肌纤维为环绕管壁排列。

2) 弹性纤维:红染,折光力也较强。散在分布肌纤维间,多呈弯曲状。此处的弹性纤维较细,须将视野光线调暗才易见到。

(3) 外膜:外弹性膜:由密集的弹性纤维构成。形成与中膜的分界,但不如内弹性膜明显,外弹性膜之外为结缔组织，其内有小血管和神经的分布。

2. 中等静脉　低倍观察：与中等动脉作对比观察。

(1) 内膜：内皮细胞与中等动脉相同；内皮下层少；无内弹性膜。

(2) 中膜：平滑肌纤维多层，但不及动脉多，且排列较松散。其中大部分为环行，但也有小部分是纵行的。平滑肌纤维间结缔组织较多。

(3) 外膜：相对较动脉的外膜厚。由结缔组织构成，不见外弹性膜。其中偶见散在的纵行平滑肌束（图 6-1）。

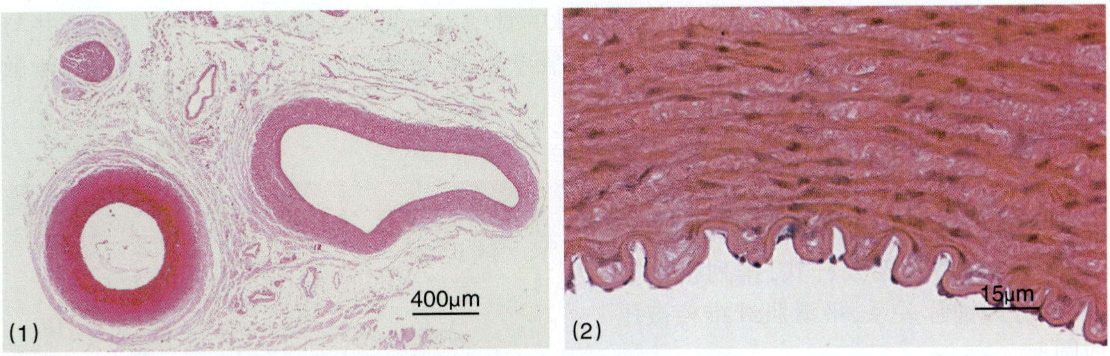

图 6-1　中等动静脉（横切）　Zenker 液固定　石蜡切片　H-E 染色

(1) 低倍；(2) 高倍

二、大动脉（Large artery）

方法：大动脉横切，石蜡切片，H-E 染色。

目的：以中等动脉结构为基础，比较大动脉结构特点。

(一) 肉眼观察

边缘较平整的一面为腔面，另一面为大动脉壁外侧面。

(二) 低倍镜观察

内、中、外三层结构分界不明显。只见多层红染折光性强的弹性膜，在外膜内有小动脉。

(三) 高倍镜观察

除内皮和内皮下层尚可分清外，主要为多层弹性膜，管壁三层结构之间的分界不清，这是因为中膜由大量弹性膜组成，与内膜内弹性膜以及外膜的外弹性膜相互连续之故。弹性膜间有少量平滑肌纤维。

可在外膜内见到小动脉和小静脉。小动脉的腔较小，壁相对较厚。小静脉管腔较大，管壁较薄（图 6-2）。

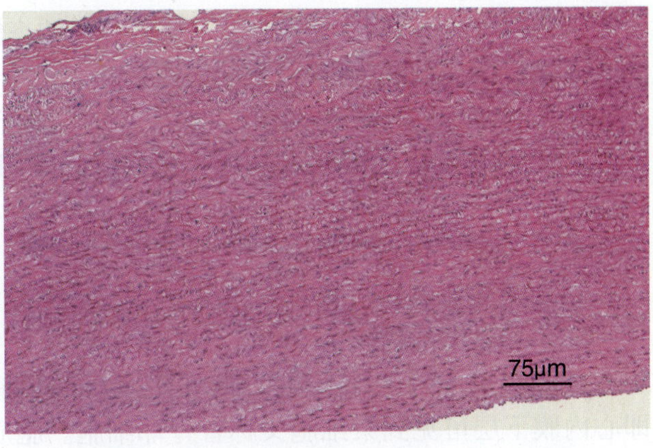

图 6-2　大动脉（横切）　石蜡切片　H-E 染色

三、微血管(Vas capillare)

方法:大网膜铺片,H-E 染色。

目的:观察微动静脉和毛细血管构造。

(一) 肉眼观察

为一淡粉红色薄膜。薄膜中有深紫色粗细不等分支状条纹,是肠系膜中的微动脉和毛细血管网。

(二) 低倍镜观察

微动脉的管径较细,管壁较厚。在微动脉的管壁上可见平滑肌纤维的核排列很密并与管径垂直。微静脉与微动脉平行,管径较粗,管壁较薄,平滑肌纤维稀少或无。重点分辨微动脉和微静脉。

(三) 高倍观察

1. 微动脉　内皮细胞位于管壁的腔面,核长梭形,顺管之长径平行排列。平滑肌纤维的核长圆或杆状,排列密而整齐,部分因铺片关系,平滑肌纤维核被压成圆形。

2. 毛细血管　分支成网,管径很细,一般只能容单行血细胞通过。管壁很薄,常只见内皮的核。

3. 微静脉　常与微动脉平行,管径比微动脉稍大,管壁平滑肌纤维排列稀疏(图 6-3)。

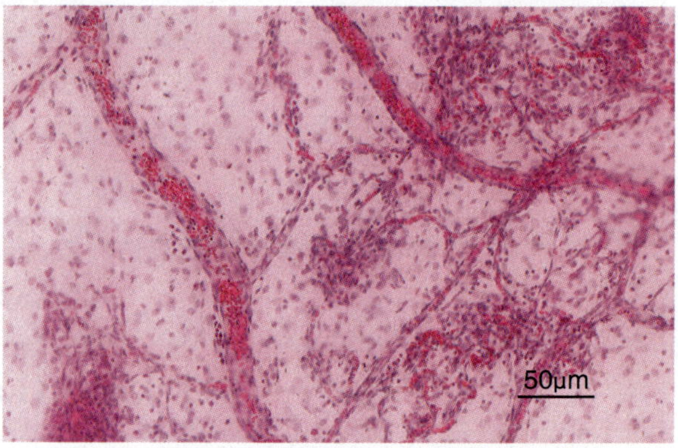

图 6-3　大网膜铺片　H-E 染色

四、心脏(Heart)

方法:石蜡切片,H-E 染色。

目的:掌握心脏各层结构,辨认心内膜和心外膜。

(一) 肉眼观察

染色较深的一侧组织为心瓣膜,而染色浅的一侧组织为心外膜。

(二) 低倍镜观察(着重观察心室壁)

1. 心内膜　位于腔面,较薄。

2. 心肌膜　较厚,染色深,由大量心肌纤维组成。因排列方向不同,故有横切、纵切、斜切。

3. 心外膜　在心肌膜外,染色较浅。

4. 心瓣膜　表面衬有一层内皮,主要为致密结缔组织。

(三) 高倍镜观察

1. 心内膜　内皮位于腔面,核扁圆,胞质看不清。内皮下层由结缔组织构成,此层深处,即心内膜下层可见到束细胞又称普肯耶细胞。胞质染色较心肌纤维浅,体积比心肌纤维粗大。核较大而圆。

2. 心肌膜 心肌纤维纵切面为短粗状,有分支和不明显的横纹。核椭圆染色浅;位于肌纤维中央。心肌纤维横切面为圆形或不规则形,核圆位于中央,肌纤维间有大量毛细血管和少量结缔组织。

3. 心外膜 由结缔组织和间皮构成。结缔组织中可见脂肪细胞、血管、神经,间皮被覆于外表。部分间皮在切片制作过程中常可脱落(图 6-4)。

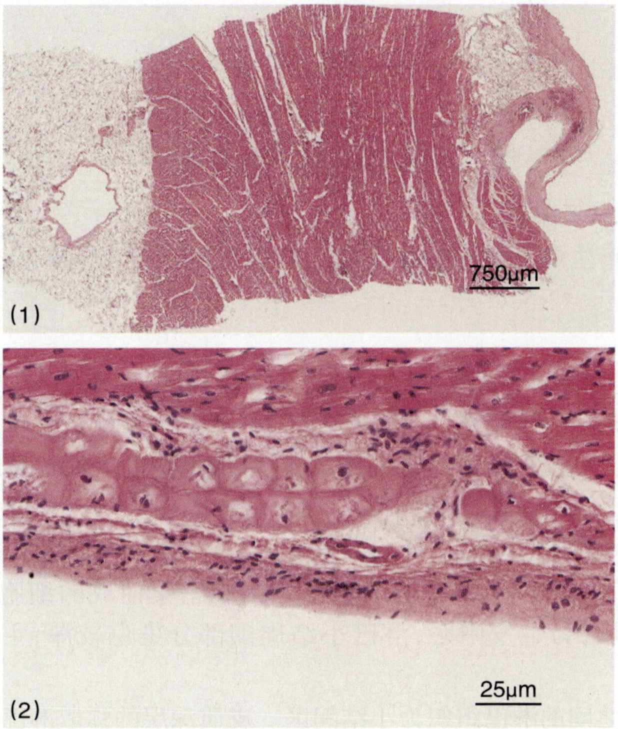

图 6-4 心脏 石蜡切片 H-E 染色

(1) 低倍;(2) 高倍示心内膜

第七章　免疫系统（Immune system）

实验内容

一、淋巴结（Lymph node）

方法：石蜡切片，H-E 染色。

目的：从淋巴结产生淋巴细胞和过滤淋巴液的功能出发，掌握淋巴组织和淋巴结的基本构造。

（一）肉眼观察

淋巴结的切面为扁圆形。周围染色深的部分为皮质，中央染色浅的部分为髓质。

（二）低倍镜观察

1. 被膜　由薄层较致密的结缔组织构成，包在淋巴结的表面。被膜伸入实质，构成小梁。小梁中可见血管。

2. 皮质　皮质的主要结构有：

（1）淋巴小结，每个淋巴小结是由大量淋巴组织密集而成的细胞团。有的淋巴小结中央有染色浅的区域，为生发中心，淋巴小结周围部分染色较深，主要是密集的小淋巴细胞。

（2）在淋巴小结之间的淋巴组织为小结间区。皮质深层的弥散淋巴组织是副皮质区。

（3）在被膜下方及小梁和淋巴小结之间，可见一些腔隙，为皮质淋巴窦。

3. 髓质　髓质的主要结构有：

（1）髓索：是密集的淋巴组织构成的索条样结构，不规则，染色较深。

（2）髓窦：是位于髓索间的空隙，其腔较大而不规则。

（三）高倍镜观察

主要观察淋巴小结和髓质淋巴窦。

1. 淋巴小结　生发中心的淋巴细胞核较大，染色较浅，核仁明显。生发中心周围的小淋巴细胞较密，这些淋巴细胞的核小而圆，染色较深。小结的被膜侧可见染色较深的月牙形区域，为淋巴小结帽。偶尔可见巨噬细胞。

2. 髓质淋巴窦　窦壁由扁平的内皮细胞构成。细胞紧贴髓索的边缘，核为扁圆形。窦内可见网状组织的几种细胞。因制作标本方法本身的局限，网状纤维和基质在标本上看不到。

（1）网状细胞：为星状多突，形态不规则，胞质色浅，染粉色，核居中，呈圆形或卵圆形，着色较浅，有明显的核仁。

（2）巨噬细胞：细胞呈圆形或卵圆形，较淋巴细胞大。胞质丰富，嗜酸性。核圆形，染色深。

有的细胞质中可见被吞噬的颗粒状物质。

(3) 淋巴细胞:细胞数量较多,为圆形,核较大而圆,着色深,胞质少(图 7-1)。

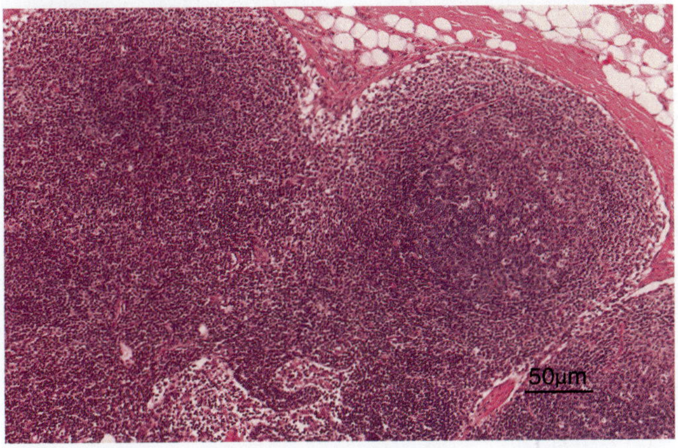

图 7-1　淋巴结　石蜡切片　H-E 染色

二、脾脏(Spleen)

方法:石蜡切片,H-E 染色。

目的:了解脾脏的结构特点及其与血液循环关系。

(一) 肉眼观察

标本上有多个染蓝色较深的圆形或长圆形的小体,为白髓。染色较红的部分是红髓。

(二) 低倍镜观察

1. 被膜　脾的被膜较厚,包在脾的表面。被膜伸入实质,形成小梁。被膜内可见平滑肌纤维。被膜的外表面被覆单层扁平上皮,即浆膜的间皮。

2. 实质

(1) 白髓:是密集的淋巴组织,故切片中染深蓝色。白髓包括脾小体和动脉周围淋巴鞘两部分。脾小体的动脉周围有呈不对称分布的淋巴组织,即动脉分布不在此淋巴组织中心;动脉周围淋巴鞘的动脉周围淋巴组织呈对称分布,即动脉位于此淋巴组织中心。

(2) 红髓:在白髓的周围,因除淋巴组织外,还有许多红细胞,故呈红色。

(3) 在白髓与红髓交界处,淋巴组织排列较稀疏,为脾脏的边缘区。

(三) 高倍镜观察

1. 白髓　进一步观察脾小体和动脉周围淋巴鞘的构造,并观察其中央动脉腔小壁厚,内皮细胞核凸入管腔,管壁可见薄层平滑肌纤维。

2. 红髓

(1) 脾窦:腔大而不规则,有的含血细胞,有的则为空腔。脾窦的长杆状内皮细胞的核凸入腔内。呈圆形或立方形,与其他血管的内皮相比,有所不同。

(2) 脾索:位于脾窦周围,其中除淋巴组织外,还有许多血细胞。

(3) 边缘区的淋巴组织中可见毛细血管后微静脉,其内皮呈立方上皮(图 7-2)。

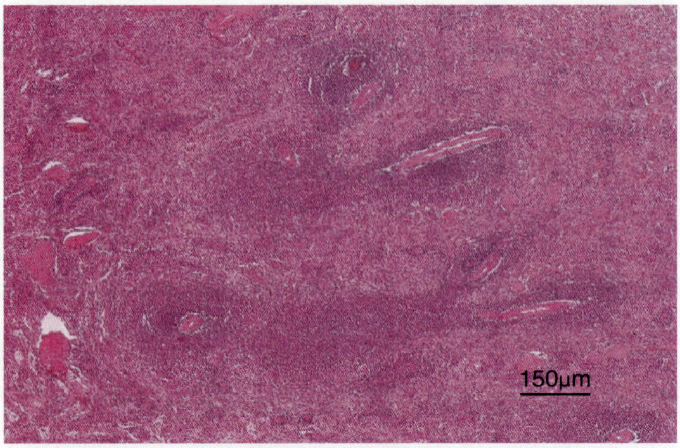

图 7-2　脾脏　石蜡切片　H-E 染色

三、胸腺(Thymus)

方法:石蜡切片,H-E 染色。

目的:了解胸腺的形态结构。

(一) 肉眼观察

可见胸腺分成许多大小形状不等的小叶。每个小叶的周围部分染色较深,为皮质;中央部分染色较浅,为髓质。可见有些小叶髓质可互相连接。

(二) 低倍镜观察

胸腺表面有薄层结缔组织被膜,它伸入实质形成小叶间隔。确认胸腺小叶中皮质和髓质的分布位置,然后换高倍镜观察。

(三) 高倍镜观察

1. 皮质　主要是大量密集的小淋巴细胞。此外还可见少量上皮性网状细胞,特点为核大而浅,核仁清楚。

2. 髓质　与皮质的构造基本相同,只是淋巴细胞没有皮质那样分布密集。上皮性网状细胞多。髓质中可见多个大小不等的圆形粉红色结构,为胸腺小体。由多层扁平的上皮性网状细胞环绕而成,胞质粉红色。小体中心的细胞核消失,故看不清细胞结构。注意不要与血管横切相混(图 7-3)。

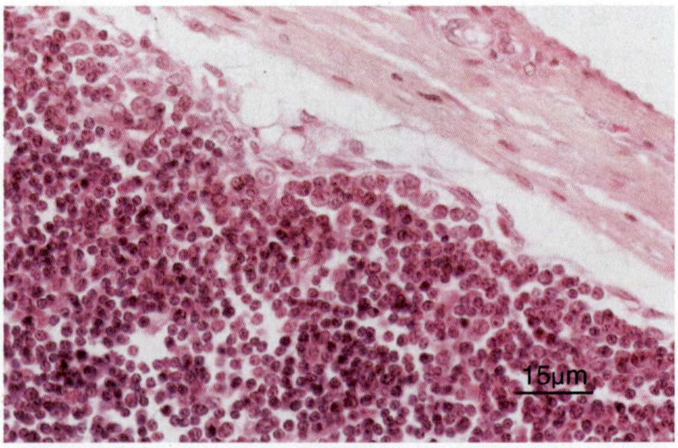

图 7-3　胸腺　石蜡切片　H-E 染色

示教内容

巨噬细胞

方法:腹腔注射台盼蓝,后制成铺片标本。台盼蓝是蓝色染料,注射后能被巨噬细胞吞噬,从而能显示该细胞。

目的:观察肠系膜的巨噬细胞。

镜下观察:可见许多巨噬细胞的胞质中含有大量被吞噬的细小蓝色颗粒(图 7-4)。

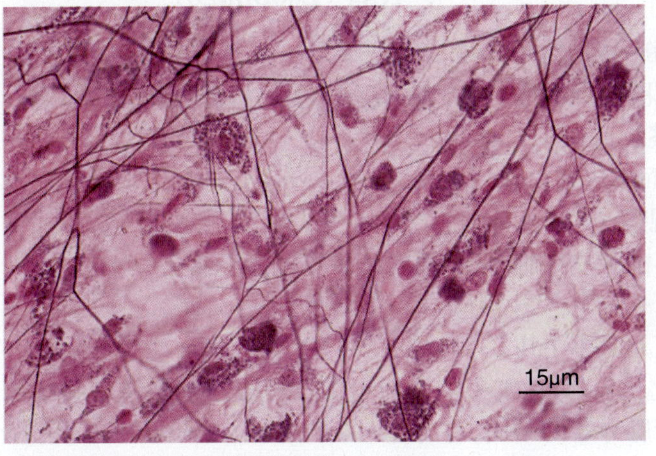

图 7-4　注射台盼蓝后的肠系膜　H-E 染色

第八章　消化系统（Digestive system）

实 验 内 容

一、食管（Esophago）

方法：食管横断，石蜡切片，H-E 染色。

目的：了解消化管壁的基本结构，掌握食管的结构特点。

（一）肉眼观察

管腔圆形，腔面不规则。

（二）低倍镜观察

腔内可见脱落的上皮细胞，从腔面向外可见四层结构。

1. 黏膜

（1）上皮：属复层扁平上皮。

（2）固有膜：此层较薄，为细密的结缔组织，染浅红色，并呈乳头状伸向上皮基底部。此层中有血管及食管腺导管的断面，有时也可见淋巴组织。

（3）黏膜肌层：在固有膜外，由纵行的平滑肌纤维组成。

2. 黏膜下膜　由疏松结缔组织构成。此处可见较多的小血管和食管腺。

3. 肌膜　较厚，平滑肌纤维排成内环外纵两层。注意观察各肌层内含有哪类肌纤维，据此推断出此标本属于食管的哪一段。

4. 外膜　由疏松结缔组织构成，可见到血管和神经等（图 8-1）。

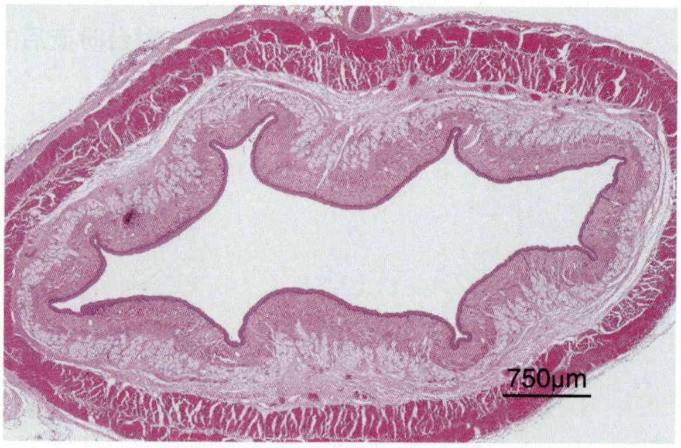

图 8-1　食管　石蜡切片　H-E 染色

二、胃底（Fundus of stomach）

方法：石蜡切片，H-E 染色。

目的：辨别胃壁的特点，辨认主细胞、壁细胞。

（一）肉眼观察

切片是一长条形组织，凹凸不平并染蓝紫色的一面为黏膜。其余染成粉红色，是胃壁的其他几层。

(二) 低倍镜观察

从腔面开始,分清四层结构。重点观察胃黏膜构造特点。

1. 黏膜　很厚,表面起伏不平。

(1) 上皮:被覆于黏膜的表面,由单层柱状上皮构成。细胞质因所含的黏原颗粒被溶解,故着色较浅,上皮在多处下陷,形成胃小凹,有时可见胃小凹底与胃底腺相连。

(2) 固有膜:在上皮之下。此层内有胃底腺分布,故少量结缔组织只在腺体之间。

(3) 黏膜肌层:由薄层环行平滑肌纤维构成。

2. 黏膜下膜　由疏松结缔组织构成,其内常见大的血管。

3. 肌层　较厚。平滑肌纤维排列大致分两层,内层环行,外层纵行,部分标本可见内斜、中环、外纵三层的平滑肌纤维排列。

4. 浆膜　在肌膜的外面,由间皮和极少量疏松结缔组织构成。

(三) 高倍镜观察

重点观察胃底腺的构造。胃底腺是管状腺,但由于腺细胞排列不整齐,而且腺体的排列又很密集,故腺体的轮廓和分界不及其他腺体清楚。腺体与腺体之间有少量结缔组织分隔,选择腺体纵断面观察各种腺细胞。胃底腺主要由三种细胞组成:

1. 主细胞　细胞数量较多,多分布在腺体的中下部,细胞呈锥形。核圆形,位于细胞的基底部。胞质嗜碱性,有时可见其中含有细小的分泌颗粒。

2. 壁细胞　多在腺体的上部。细胞较大,圆形或三角形。胞质嗜酸性。核圆形,位于细胞中央。

3. 颈黏液细胞　此种细胞数量少,常位于腺体的颈部,胞质少而染色浅,核三角形或椭圆形,染色较深(图 8-2)。

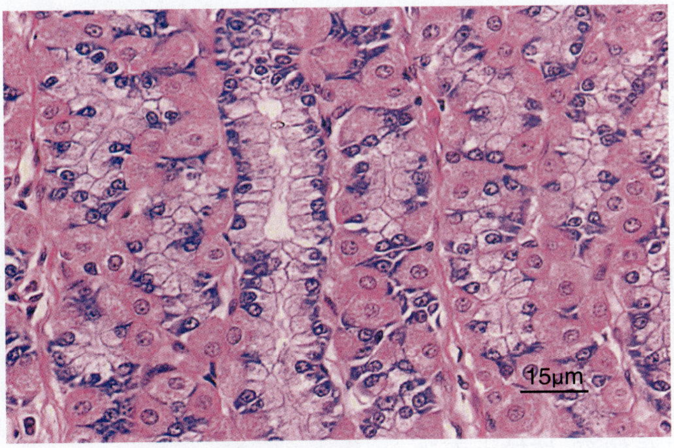

图 8-2　胃底　石蜡切片　H-E 染色

三、十二指肠(Duodenum)

方法:石蜡切片,H-E 染色。

目的:观察幽门和十二指肠的构造。

(一) 肉眼观察

标本如长条形。一端黏膜较厚,表面有许多绒毛结构,这是十二指肠。另一端是胃幽门,此部黏膜较薄,肌膜较厚。

(二) 低倍镜观察

分清十二指肠的四层结构,然后重点观察黏膜和黏膜下层。

1. 黏膜　黏膜形成许多指状突起,突向管腔,为小肠绒毛,由上皮和固有膜构成。在绒毛的固有膜中可见上皮下陷形成的小肠腺被切成横、纵不同的切面。固有膜的下面是黏膜肌。

2. 黏膜下层　黏膜下层由结缔组织构成。其中有大量黏液性腺体,为十二指肠腺。分辨十二指肠腺的腺末房和导管。此腺导管开口于小肠腺底部或绒毛之间。

3. 肌层　内环外纵二层平滑肌纤维明显。二层之间由较大的神经细胞和神细纤维所聚集,组成肠肌神经丛。

4. 浆膜　由疏松结缔组织和间皮构成。

然后,再观察胃幽门部。此处胃小凹比较深,固有膜中有幽门腺,还有淋巴组织。胃幽门部肌层的环行平滑肌纤维发达。

(三) 高倍镜观察

十二指肠

(1) 绒毛:绒毛表面为单层柱状上皮,上皮细胞间杂有较多的杯形细胞。柱状上皮细胞的顶端有纹状缘。绒毛中轴是固有膜。其中有时可见毛细血管和毛细淋巴管(中央乳糜管)。毛细淋巴管由一层内皮构成,管腔较大而不规则,应与毛细血管区别。此处还可见到分散的平滑肌纤维,沿绒毛长轴排列。

(2) 小肠腺:观察组成小肠腺的细胞。

1) 柱状细胞:与绒毛表面的上皮相似。

2) 杯形细胞:形同高脚酒杯,胞质内可见深染的分泌物,若分泌物已排出则胞质染色浅,核三角状,染色深,位于底部。

3) 帕内特细胞:常位于腺体底部,胞质中含有大量的橘红色分泌颗粒。

4) 未分化细胞和内分泌细胞:常不易辨认。

(3) 十二指肠腺:在黏膜下层中,由大量的黏液性腺细胞组成。

(4) 肠肌间神经丛:观察神经丛时,首先要辨认神经细胞。神经细胞为较大、有突起细胞,胞质染色较深。核较大而浅,核仁明显。组成神经丛的神经纤维较细,染色较浅,分布于神经细胞附近,在普通染色标本上不明显(图 8-3)。

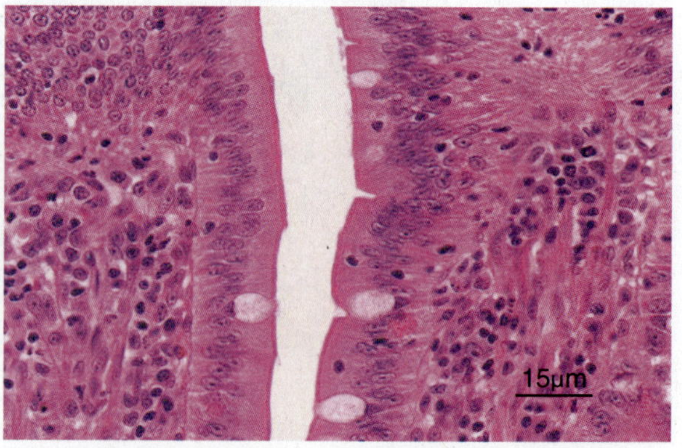

图 8-3　十二指肠　石蜡切片　H-E 染色

四、空肠(Jejunum)

方法:横断面,石蜡切片,H-E 染色。

目的：观察空肠结构，注意与十二指肠比较。

(一) 肉眼观察

肠腔面可见数个较大的突起为小肠皱襞。小肠皱襞表面可见许多细小的突起为小肠绒毛。

(二) 低倍镜观察

小肠壁自内向外可分四层结构。

1. 黏膜　单层柱状上皮被覆于绒毛的表面，上皮之间有散在分布的杯形细胞。绒毛中央是疏松结缔组织，属固有膜结构。相邻两绒毛绒之间的上皮向下方固有膜中凹陷形成小肠腺。固有膜中常可见单个分布的淋巴小结为孤立淋巴小结。黏膜肌层中的平滑肌纤维排列以环行为主。

2. 黏膜下层　由疏松结缔组织和大量血管所组成。

3. 肌层　平滑肌纤维呈内环、外纵排列。

4. 外膜　由间皮和疏松结缔组织构成浆膜结构。

(三) 高倍镜观察

单层柱状上皮的游离面可见纹状缘呈暗红色的条纹状。小肠腺中的帕内特细胞数量较多，常成群分布在小肠腺的底部，细胞呈锥体形，胞质中含有粗大的红色颗粒(转动微调调节后，可见颗粒有折光性)。核椭圆形，常位于细胞基部(图 8-4)。

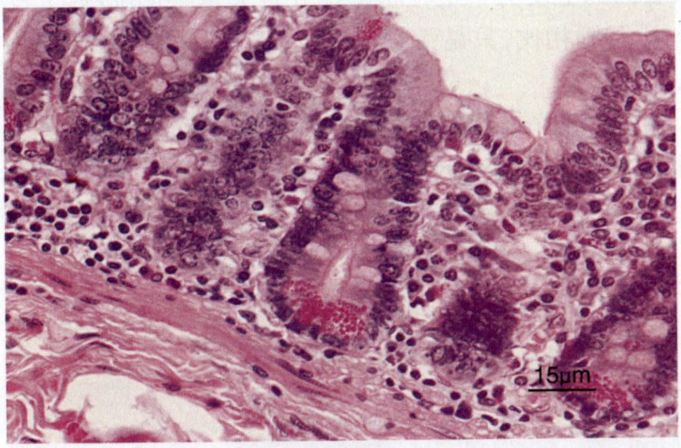

图 8-4　空肠　石蜡切片　H-E 染色

五、回肠(Ileum)

方法：石蜡切片、H-E 染色。

目的：观察回肠的形态结构，并与小肠其他各段比较。

低倍镜观察：

可见其壁亦由黏膜、黏膜下层、肌层和浆膜组成。在系膜对侧肠壁黏膜的固有膜中有集合淋巴小结存在，为数个淋巴小结集合在一起构成集合淋巴小结。有时可侵占黏膜下层。除此之外，柱状上皮间杯形细胞较多，绒毛较矮且整个管壁显稍薄(图 8-5)。

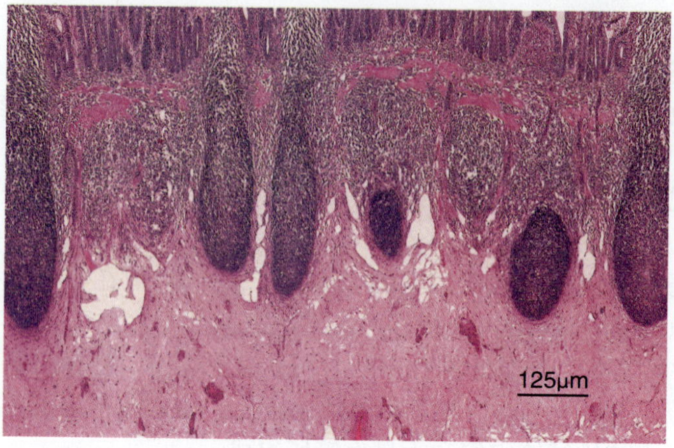

图 8-5 回肠 石蜡切片 H-E 染色

六、结肠（Colon）

方法：石蜡切片，H-E 染色。

低倍镜观察：

部分黏膜与黏膜下层形成皱襞突入腔内。

1. 黏膜 黏膜表面的上皮为单层柱状上皮并含大量杯形细胞，上皮向固有膜内下陷形成大肠腺，大肠腺与小肠腺相比，只是无帕内特细胞。固有膜结缔组织中有弥散淋巴组织，有时也可见到淋巴小结。

2. 黏膜下层 主要由疏松结缔组织和血管构成。

3. 肌层 平滑纤维排列分内环外纵二层。两层之间可见肠肌神经丛。

4. 浆膜 由结缔组织及间皮构成。此处结缔组织中富含脂肪组织（图 8-6）。

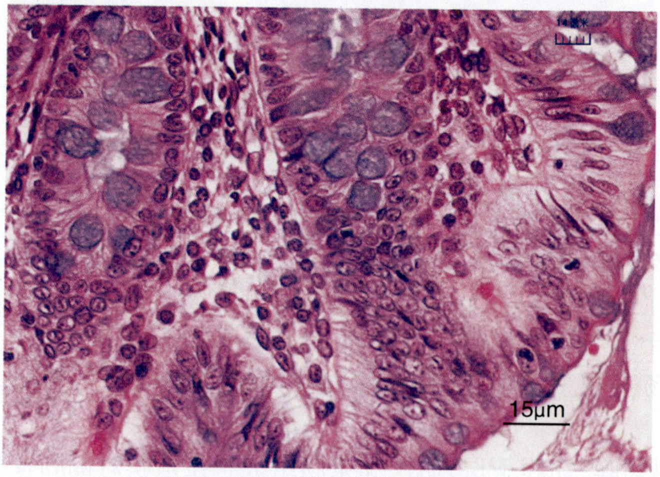

图 8-6 结肠 石蜡切片 H-E 染色

七、阑尾(Vermiform appendix)

方法:石蜡切片,H-E 染色。

肉眼观察:腔面不整齐的紫色层为黏膜,外面环绕粉红色的为肌层。

低倍镜观察:分清四层结构。黏膜构造类似结肠,肠腔窄小,固有膜及黏膜下层中的弥散淋巴组织很多,其中还有许多孤立的淋巴小结。肌层的内环层较厚,外纵层较薄。外膜为浆膜结构(图 8-7)。

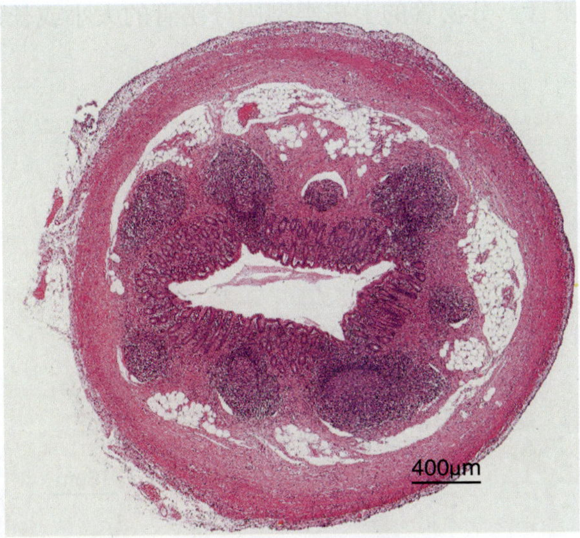

图 8-7 阑尾 石蜡切片 H-E 染色

八、舌下腺(Sublingual gland)

方法:取舌下腺一部分,石蜡切片,H-E 染色。

目的:通过观察舌下腺,了解外分泌腺的一般构造,区别黏液性和浆液性腺细胞及腺泡的结构特点。

(一) 肉眼观察

标本呈蓝紫色,可见腺体被分隔成许多小叶。

(二) 低倍镜观察

镜下可见腺体表面被以薄层疏松结缔组织,结缔组织伸入腺实质,将腺实质分隔成许多大小不等的小叶。小叶内充满圆形或不规则形腺泡的断面。腺泡染色深浅不一。在小叶内腺泡之间,可见少量腔大红染的导管。而小叶间的结缔组织内的导管管腔更大。腺泡可分为 3 种:

1. 浆液性腺泡 数量少,由浆液性腺细胞组成,染色深。
2. 黏液性腺泡 数量较少,由黏液性腺细胞组成,染色浅。
3. 混合性腺泡 由浆液性和黏液性两种腺细胞混合组成,数量多。

(三) 高倍镜观察

细心辨认不同腺泡的结构。

1. 浆液性腺泡　腺泡多呈圆形,由锥体状的浆液性腺细胞围绕组成。核圆形,近基底部。胞浆染色较深,呈嗜碱性。

2. 黏液性腺泡　由黏液性细胞组成,细胞为锥体形或柱状。胞质着色浅淡,呈空泡状,细胞核扁平染色深,位于细胞底部。

3. 混合性腺泡　由浆液性和黏液性两种腺细胞混合组成。黏液性腺细胞多居内侧;浆液性腺细胞多集中在腺泡一端,呈半月形包绕在外侧。

4. 导管　又称分泌管。分泌管的上皮类型因分泌管的大小或长短而异,由立方形过渡至柱状形(图 8-8)。

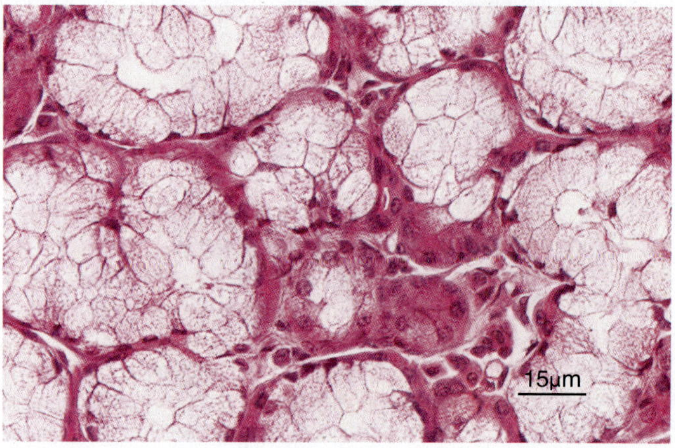

图 8-8　舌下腺　石蜡切片　H-E 染色

九、肝(Liver)

方法:H-E 染色、石蜡切片。

目的:观察肝小叶的形态结构。

(一) 低倍镜观察

1. 被膜　由结缔组织构成。

2. 肝小叶　人的肝小叶之间结缔组织甚少,故肝小叶界限不易分清,观察时首先找出中央静脉,肝细胞以中央静脉为中心,向四周呈放射状排列,构成肝板(肝索)。

3. 门管区　位于肝小叶之间,结缔组织中可见小叶间静脉、小叶间动脉和小叶间胆管。

4. 小叶下静脉　常位于肝小叶间的结缔组织内。其管壁较厚,属小静脉。

(二) 高倍镜观察

1. 肝板(肝索)　每个肝细胞为多边形。核较大而圆,染色较浅。肝细胞呈单行排列,形成条状或索状结构。

2. 肝血窦　位于肝板之间,管腔形状和大小不规则。窦壁内皮细胞核扁,着色较深。肝血窦内还可见体积小、形态不规则、核扁平、染色较浅、胞质呈嗜酸性的库普弗细胞,即肝内巨噬细胞。

3. 门管区　区分下列三种管道：

(1) 小叶间静脉：腔较大，壁薄。

(2) 小叶间动脉：腔较小，壁厚，可见少量平滑肌纤维。

(3) 小叶间胆管：由单层立方上皮组成(图 8-9)。

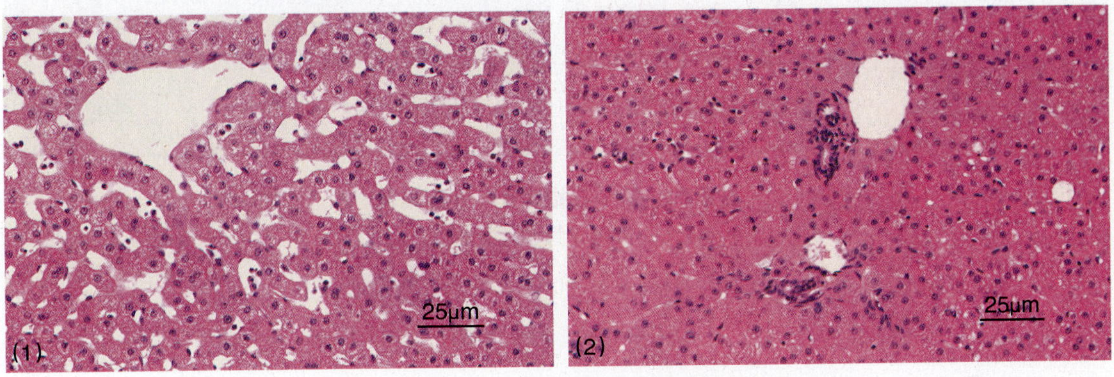

图 8-9　肝　石蜡切片　H-E 染色

(1) 肝板　肝血窦；(2) 门管区

十、胰(Pancreas)

方法：石蜡切片，H-E 染色。

目的：区分内分泌部和外分泌部。掌握胰的形态结构特点。

(一) 肉眼观察

可见胰被分隔分成许多小叶。

(二) 低倍镜观察

1. 被膜与小叶间隔，被膜结缔组织很薄，结缔组织伸入实质，将其分隔成许多小叶。小叶内有外分泌部和内分泌部。

2. 小叶间导管，位于小叶间隔之中。

3. 浆液性腺泡，充满在小叶之内。在腺泡之间可见有染色较浅，大小不等的细胞团，即是胰岛(内分泌部)。

(三) 高倍镜观察

重点在区分外分泌部与内分泌部，其中外分泌部有腺泡和导管两部分。

1. 腺泡　腺泡由单层锥体状细胞组成，核位于基底部，圆形，细胞基底部嗜碱性较强，细胞顶部充满细小红色的酶原颗粒。腺泡腔内可见数个泡心细胞。细胞界限不清，核圆着色较浅。

2. 导管　小叶内的导管属单层扁平或立方上皮，小叶间导管属单层柱状上皮。

3. 胰岛　胰岛染色较浅，大小不等，形状不定，周围包有薄层结缔组织。胰岛中的细胞成索团排列。细胞多为多边形，核圆形，位于细胞中央。在此标本上，不能分辨 A、B、D 三种细胞，在细胞团索之间常见毛细血管分布(图 8-10)。

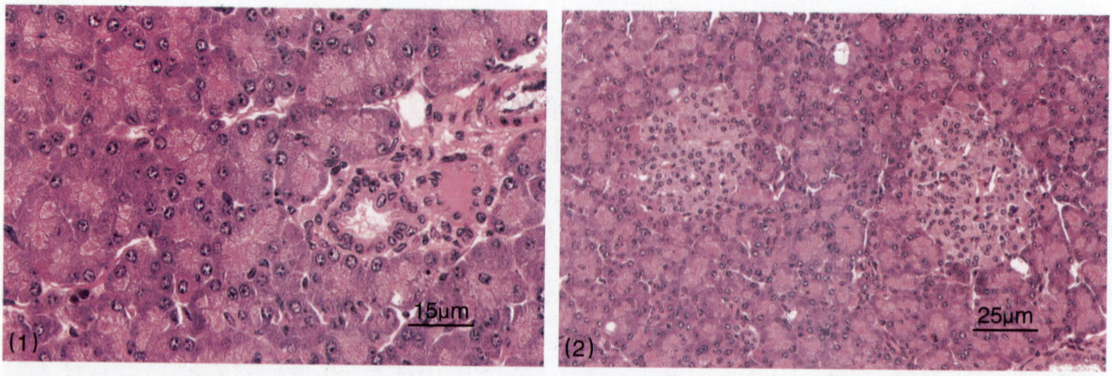

图 8-10 胰 石蜡切片 H-E 染色

(1) 示腺泡导管;(2) 示胰岛

示 教 内 容

一、帕内特细胞

方法:石蜡切片,H-E 染色。

目的:观察帕内特细胞的形态特点。

高倍镜观察:位于肠腺底部,细胞为锥体形,三五成群排列。核椭圆形,位于细胞基部。细胞顶端的胞质内含有许多嗜酸性粗大颗粒,被染成红色(图 8-11)。

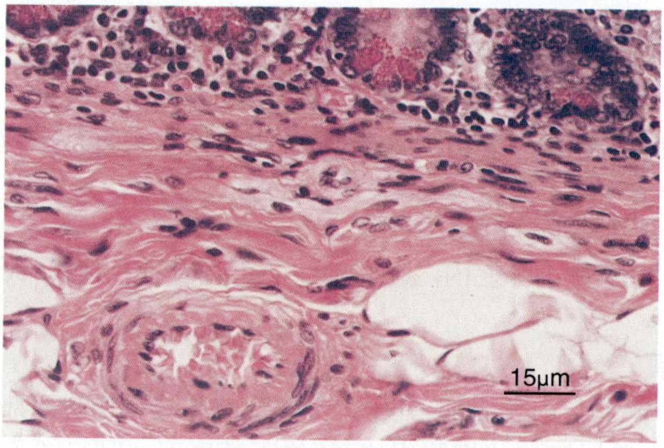

图 8-11 肠腺 石蜡切片 H-E 染色

二、嗜 银 细 胞

方法:硝酸银浸染法。

目的:观察嗜银细胞的形态特点。

高倍镜观察;此细胞位于肠腺,胞质底部含有深黑色颗粒,颗粒多时,核则被掩盖而不能看清细胞的全貌(图 8-12)。

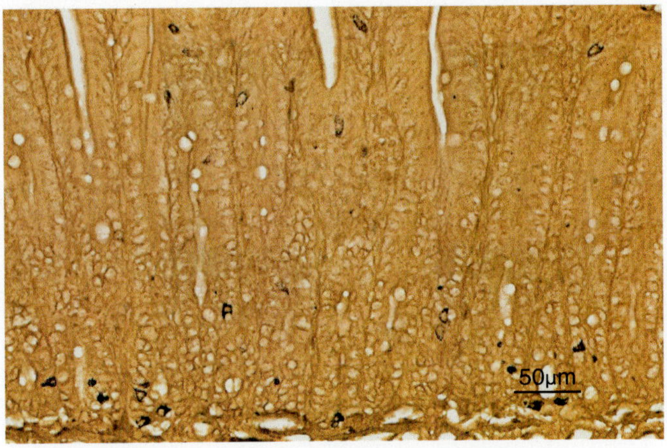

图 8-12　嗜银细胞　石蜡切片　硝酸银染色

三、胆 小 管

方法:镀银法或组化 ATP 法。

目的:观察肝细胞间的胆小管分布。

高倍镜观察:肝细胞呈浅黄色。胆小管分布于肝细胞之间,管腔细窄,染黑色,彼此相连成网(图 8-13)。

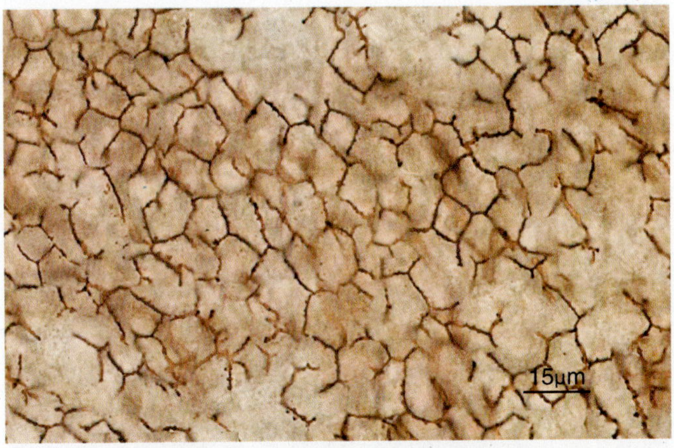

图 8-13　肝　石蜡切片　镀银法

四、库普弗细胞

方法:给活体注射洋红染料后,取一小块肝,石蜡切片,H-E 染色。

目的:观察肝血窦的库普弗细胞的形态和分布。

高倍镜观察:在血窦内可见不规则形或有突起的细胞。细胞的胞质较多,其中含有吞噬的洋红染料颗粒。核呈卵圆形,染色较浅,即为库普弗细胞(图 8-14)。

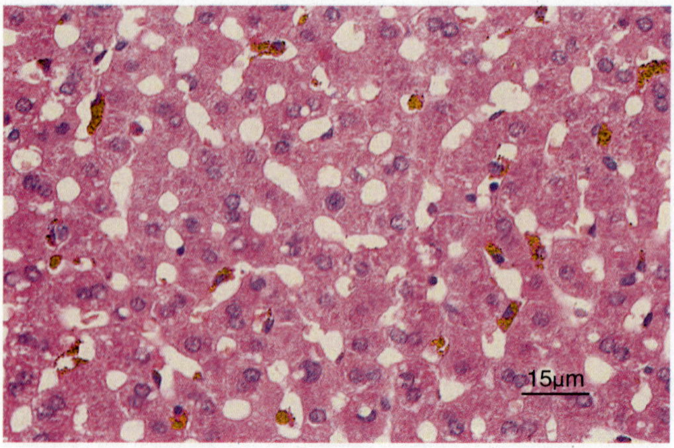

图 8-14 肝 石蜡切片 H-E 染色

五、胰 岛

方法:Mallory 染色。

目的:辨别胰岛 A、B 细胞。

高倍镜观察:胰岛内各细胞间有很多着色深红的毛细血管。

A 细胞:细胞较大,数目较少,胞质颗粒呈橙色,多位于胰岛的周缘。

B 细胞:细胞较小,数目较多,胞质颗粒呈浅红色,多位于胰岛的中央(图 8-15)。

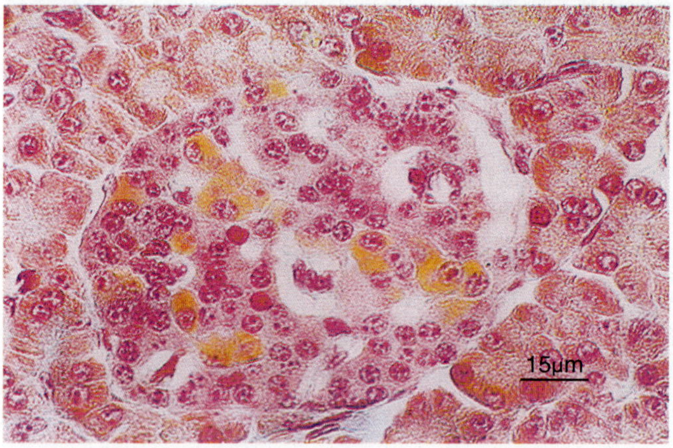

图 8-15 胰岛 石蜡切片 Mallory 染色

第九章　呼吸系统（Respiratory system）

实验内容

一、气管（Trachea）

方法：火棉胶或石蜡切片，H-E 染色。

目的：了解呼吸管道三层结构特点。

（一）肉眼观察

气管的横切面为环状，其中有染蓝色的 C 字形气管软骨环。软骨环缺口处为气管和食管相邻部分。

（二）低倍镜观察

1. 黏膜

(1) 上皮：假复层纤毛柱状上皮。基膜较清楚，染浅红色。

(2) 固有膜：是细密的结缔组织组成，内有弥散的淋巴结组织和气管腺的导管。

2. 黏膜下层　由疏松结缔组织组成，内含气管腺以及血管、神经。

3. 外膜　由透明软骨和疏松结缔组织组成，在软骨环缺口处可见平滑肌纤维束，大多环行排列，小部分斜行或纵行排列。

（三）高倍镜观察

1. 黏膜　上皮层属假复层纤毛柱状上皮，上皮基膜明显，染粉红色，固有膜由疏松结缔组织构成。

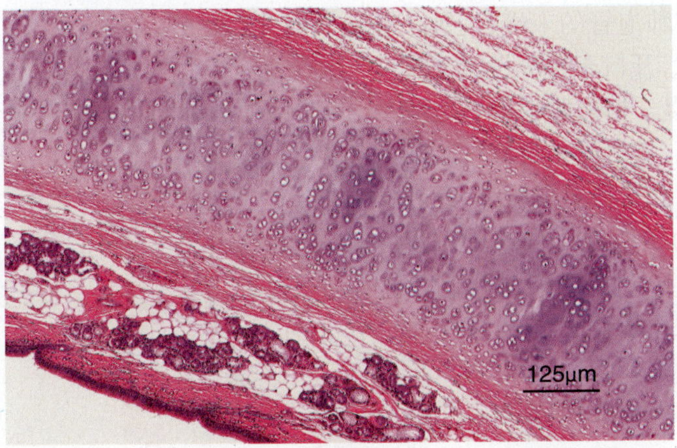

图 9-1　气管　石蜡切片　H-E 染色

2. 黏膜下层　含疏松结缔组织，大量的气管腺。

3. 外膜　主要以C字形的透明软骨环和其外方的结缔组织组成(图9-1)。

二、肺(Lung)

方法：石蜡切片，H-E染色。

目的：了解肺的结构，辨认肺内各级支气管树变迁的规律。

(一) 肉眼观察

为一小块海绵样组织，大部分是肺的呼吸部。其中有管腔较大的是肺内支气管及血管的断面。

(二) 显微镜观察

1. 肺内支气管　在低倍镜下寻找横切或斜切的肺内支气管后，换用高倍镜由内往外逐层辨认管壁的各层结构。

肺内支气管也具有气管三层膜的构造，但管径与管壁已经逐渐变小为薄。可见黏膜的假复层纤毛柱状上皮变薄，而固有膜外的平滑肌纤维束则变得较明显。黏膜下层里的腺体减少。外膜中的软骨已由环状变为数块大小不等的软骨碎片。

2. 终末细支气管　用低倍镜观察时，其特点是腔较小，腔面皱褶不平，然后用高倍镜观察。此处上皮变为单层柱状上皮，大部分上皮还有纤毛，杯形细胞已消失不见。固有膜外有完整的环行平滑肌层，但因制作标本固定时发生收缩，故黏膜皱褶不平。此外，管壁已无腺体和软骨。

3. 呼吸性细支气管、肺泡管、肺泡囊、肺泡：低倍镜可见为海绵样组织，充满在肺的导气部之间。换高倍镜观察。

(1) 呼吸性细胞支气管：管壁保留终末细支气管的结构，但有少许肺泡开口，上皮为单层柱状或单层立方上皮。上皮外有少量平滑肌纤维和结缔组织。肺泡开口部分为单层扁平上皮。有时可见终末细支气管、呼吸性细支气管、肺泡管、肺泡囊及肺泡相互连贯相通的情况。

(2) 肺泡管：其管壁上有许多肺泡的开口，故管壁的结构很少，只存在于相邻肺泡开口之间的部分。管壁显示为肺泡隔末端呈球形膨大，管壁上皮为单层扁平或单层立方上皮，上皮下方有薄层结缔组织和少量平滑肌纤维。

(3) 肺泡囊：在肺泡管的末端，为数个肺泡共同开口之处。

(4) 肺泡：泡状，开口于呼吸性细支气管、肺泡管和肺泡囊。相邻两肺泡壁之间的组织构成肺泡隔，其内可见含红细胞的毛细血管和染蓝紫色的扁平细胞核，此核为Ⅰ型肺泡细胞的核或为毛细血管内皮的细胞核，两者不易分辨。肺泡壁上皮中的Ⅱ型肺泡细胞，夹在Ⅰ型肺泡细胞之间，细胞较大，呈立方形突向肺泡腔；核圆，着色浅；胞质浅，有时胞质内含空泡(磷脂溶解所成)。

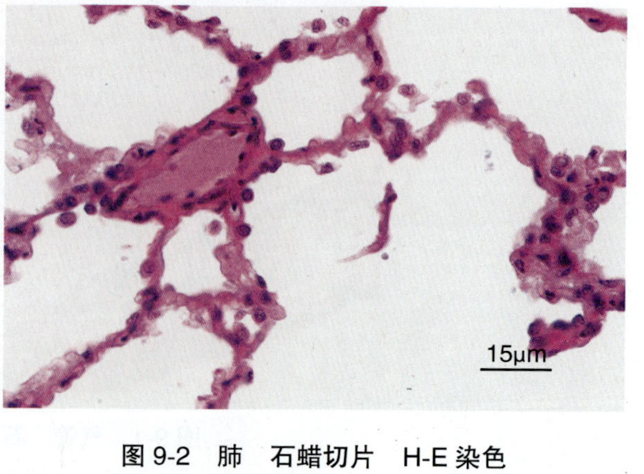

图9-2　肺　石蜡切片　H-E染色

此外在肺泡腔内，肺泡壁或各支气管

壁内可见尘细胞。尘细胞是一种巨噬细胞，呈椭圆形或不规则形，胞质内含有大量棕褐色颗粒，胞质和胞核常被颗粒遮盖以致常看不清（图 9-2）。

示 教 内 容

肺弹性纤维

方法：将苏萨固定液自气管注入肺内，将肺取下，并浸泡在苏萨固定液内。石蜡切片厚度为 120μm。用地衣素（orcein）染弹性纤维。

低倍镜观察：肺泡呈蜂窝状，肺泡壁的细胞界限不清，肺泡隔内呈蓝紫色弹性纤维交错排列在肺泡壁上（图 9-3）。

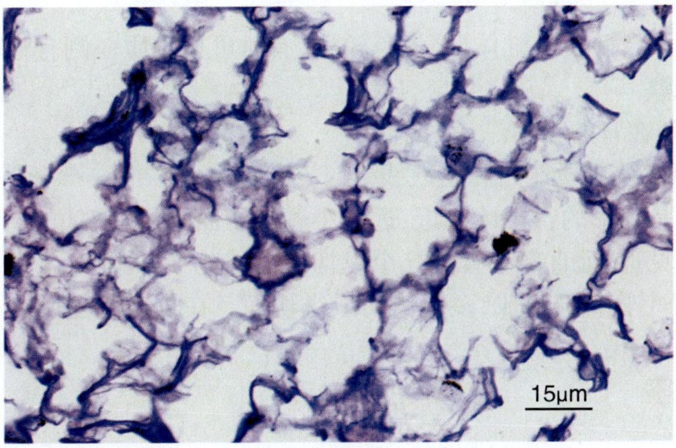

图 9-3　肺　石蜡切片　地衣素染色

第十章　泌尿系统（Urinary system）

实验内容

一、肾（Kidney）

方法：石蜡切片，H-E 染色。

目的：掌握肾单位各段结构特征。

（一）肉眼观察

肾皮质染色较深。髓质呈锥体形，染色较浅，有时可见髓质一侧有肾柱，染色略浅。

（二）低倍镜观察

1. 被膜　甚薄，在肾的表面。

2. 皮质　注意辨认皮质迷路和髓放线。

（1）皮质迷路：是球形的肾小体和近、远曲小管横切面的所在部位。

（2）髓放线：可见近、远直部小管的几个纵切面。彼此平行排列。

3. 髓质　由肾小管直部组成，多呈斜切或纵切面。在皮质与髓质交界处可见弓形动脉的切面。

（三）高倍镜观察

1. 皮质迷路

（1）肾小体：血管球为毛细血管团。肾小囊壁层为肾小体最外层，由单层扁平上皮组成，甚易见到。壁层与血管球间有较窄的腔，为肾小囊腔。脏层附着在血管球上，不易看出。在肾小体附近，有时可见小动脉的切面，为入球小动脉或出球小动脉。

（2）近端小管曲部：管腔很小，腔面凹凸不平。上皮细胞较大，呈锥体形，细胞界限常不清。胞质嗜酸性较强，呈细小颗粒状，近基底部可见基底纵纹。细胞核靠近基底部（上皮细胞游离面应有刷状缘，若材料不新鲜，常不易看清）。

（3）远端小管曲部：管腔相对较大。上皮细胞较小，为立方形。胞质染色较浅。核靠近细胞中央。

2. 髓放线

（1）近端小管直部：上皮细胞与近端小管曲部相似。

（2）远端小管直部：细胞为立方形，构造与远端小管曲部相似。

3. 髓质　辨认髓袢细段与集合管的构造。

（1）髓袢细段：管腔相对较大。上皮细胞扁平。胞核扁圆形，较血管内皮细胞的核大，向腔面明显突出。髓袢细段常易与毛细血管相混，应注意区别。

（2）集合管：细胞为立方形上皮，核居中央，细胞界限清楚，胞质清明。

(3) 乳头管：在肾锥体乳头处，构造与集合管相同，只是细胞变为柱状上皮，有时可见于乳头开口处（图 10-1）。

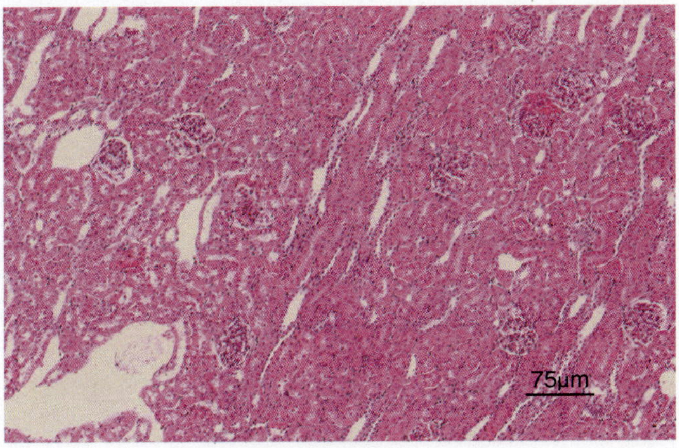

图 10-1　肾　石蜡切片　H-E 染色

二、膀胱（Urinary bladder）

方法：石蜡切片，H-E 染色。

目的：了解膀胱壁结构及其与功能的关系。

（一）肉眼观察

收缩和膨胀状态下膀胱壁厚、薄差异明显。

（二）低倍镜观察

1. 膨胀状态下的膀胱。

(1) 黏膜：由变移上皮和固有膜组成，变移上皮较薄而平坦，固有膜由结缔组织组成。

(2) 肌层：平滑肌纤维分为内纵、中环、外纵三层。各层相互交叉分界不清。

(3) 外膜：结缔组织构成的纤维膜。

2. 收缩状态的膀胱　与膨胀状态的比较，上皮较厚，黏膜有皱褶。肌层亦变厚，肌纤维排列方向不清，不易分辨出三层。只有外纵行的平滑肌纤维排列比较清楚。

（三）高倍镜观察

重点观察变移上皮的表层细胞。细胞体积较大，偶见双核，胞质染色浅，近游离面的胞质浓缩而着色较深（见变移上皮）。

示 教 内 容

一、肾球旁细胞

方法：肾，石蜡切片，Bowie 染色。

目的：观察肾球旁细胞。

低倍镜观察：在低倍镜下找到肾小体血管极处。

高倍镜观察：肾小体入球小动脉近血管极处的平滑肌纤维变为上皮样细胞，核为圆形或卵圆形，细胞核较大，染色质细小，胞质中充满紫色颗粒（图 10-2）。

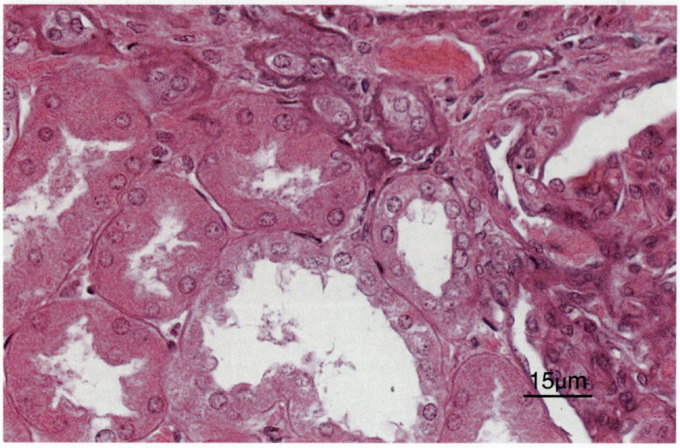

图 10-2 肾 石蜡切片 Bowie 染色

二、肾致密斑

方法：石蜡切片，H-E 染色。

目的：观察肾致密斑。

低倍镜观察：在低倍镜镜下找到肾小体的血管极处。

高倍镜观察：出入球小动脉夹角处的远端小管曲部近肾小体一侧的上皮细胞变成高柱状，细胞核椭圆，着色深，核密集排列呈斑块状，即为致密斑结构（图 10-3）。

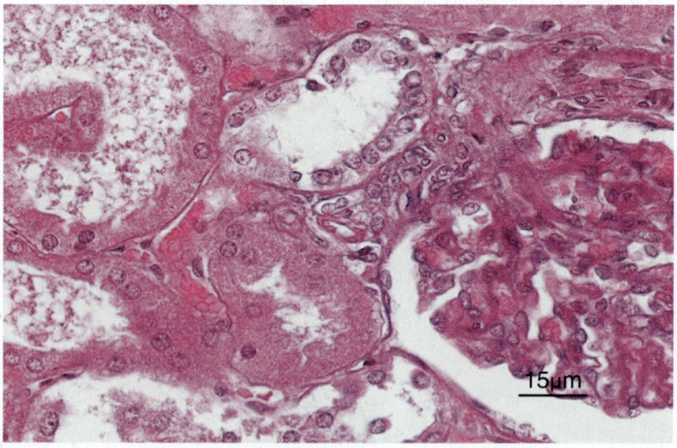

图 10-3 肾 石蜡切片 H-E 染色

第十一章　皮肤(Skin)

实验内容

一、指皮(Finger skin)

方法:石蜡切片,H-E 染色。

目的:通过对无毛皮肤的观察,掌握皮肤和汗腺的基本结构。

(一) 肉眼观察

切片为半圆形,凸面是手指掌面皮肤。

(二) 低倍镜观察

1. 表皮　为角化的复层扁平上皮,与真皮交界处起伏不平。从基底到表层依次可分为:

(1) 基底层:位于表皮最深层,染色较深。

(2) 棘层:位于基底层之上,由数层多边形细胞组成。

(3) 颗粒层:位于棘细胞之上,很薄的蓝色部分。

(4) 透明层:位于颗粒层细胞上,呈红色一薄层。

(5) 角质层:在皮肤最表层,呈红色,甚厚。

表皮各层内部有连续成串的腔隙,为螺旋状走行的汗腺导管的断面。

2. 真皮　位于表皮下方,由结缔组织组成。又可分为两层:

(1) 乳头层:浅层,染色较浅,结缔组织的纤维较细而疏松。

(2) 网状层:在乳头层深面,二者分界不清。结缔组织的纤维较粗而致密,染色深。

3. 皮下组织　由脂肪组织构成。皮下组织内有血管、神经束和汗腺的断面。在皮下组织内还可见到环层小体,环层小体为圆形或卵圆形结构(详见神经组织)。

(三) 高倍镜观察

1. 表皮

(1) 基底层:为一层立方或矮柱状的细胞,细胞排列整齐,胞质嗜碱性,偶见核分裂象,细胞间有的可见半桥粒结构。

(2) 棘层:由数层大而多边形的细胞组成,细胞表面伸出许多细短的棘状突起。

(3) 颗粒层:由 2~3 层梭形细胞组成,胞质含有深蓝色的颗粒(透明角质颗粒),核的结构已不明显。

(4) 透明层:有数层,胞体较透明呈粉红色,胞核及细胞界限不清。有些部位的皮肤,此层细胞常不明显。

(5) 角质层:由数十层已角化的扁平细胞组成,细胞界限不清,核已消失,只见均匀粉染的细胞质,部分细胞可见有脱落现象。

2. 真皮

(1) 乳头层:有的乳头中有毛细血管,有的乳头中可见椭圆形的触觉小体。在触觉小体中有环行排列的扁平样细胞,胞质染色较深,有椭圆形的核,盘绕在这些细胞之间的神经末梢在此标本上不能见到。触觉小体外有少量结缔组织包裹(详见神经组织)。

(2) 网状层:可见汗腺分泌部和导管部。分泌部:多在真皮深层或皮下脂肪组织内,管腔较大,上皮细胞为一层立方或矮柱状细胞,染色浅。在上皮细胞和基膜之间可见肌样细胞,核较小呈细长而染色较深,胞质着色也深。导管部:由两三层低柱状细胞组成,染色较深(图 11-1)。

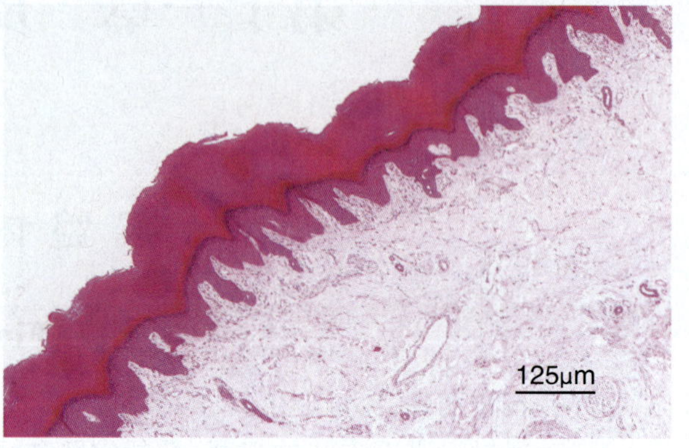

图 11-1 指皮 石蜡切片 H-E 染色

二、头皮(Head skin)

方法:石蜡切片,H-E 染色。

目的:观察有毛皮肤、皮脂腺和竖毛肌的构造。

(一) 肉眼观察

1. 表皮 表面染蓝色的薄层组织。

2. 真皮 表皮深面红染的组织,此层较厚。

3. 皮下组织 染色极浅,在真皮深面。

4. 毛发 深入皮肤内部。与皮肤表面呈斜行,起始于皮下组织内。

(二) 低倍镜观察

1. 皮肤

(1) 表皮:与指皮比较,较薄,尤以颗粒层和角质层更薄,无透明层。

(2) 真皮:由结缔组织构成。

(3) 皮下组织:由疏松结缔组织和脂肪组织构成。

2. 毛 由毛干、毛根和毛囊组成。

(1) 毛干:位于皮肤外的部分。

(2) 毛根:位于皮肤内的部分。

(3) 毛囊:由毛根周围的上皮和结缔组织构成。上皮部分相当于表皮,结缔组织部分相当于真皮。在毛囊和毛根的基部呈膨大,有结缔组织凸入其内,称毛乳头。

3. 皮脂腺 在毛囊一侧。大而着色浅的囊泡状结构是分泌部。导管较短,有时可见与毛囊相连,由复层扁平上皮构成。

4. 竖毛肌 在毛囊一侧皮脂腺附近,是一束斜行的平滑肌。一端附着在毛囊基底部,另一端至真皮的结缔组织。

(三) 高倍镜观察

观察皮脂腺的内部结构。分泌部中央的腺细胞为多边形,核小染色深,胞质内充满许多小空泡,是在制片过程中被溶解的脂滴。分泌部周围的细胞是立方形的基底细胞,细胞较小,染色较深。注意观察基底层至角质层的移行变化(图 11-2)。

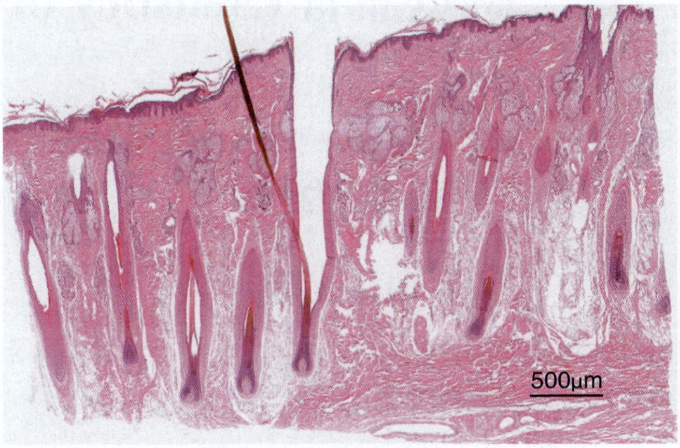

图 11-2 头皮 石蜡切片 H-E 染色

第十二章　感觉器官（Sensory organ）

实验内容

一、眼球（Eyeball）

方法：平行于眼轴的火棉胶切片，H-E 染色。

目的：了解眼球的结构特点及其功能意义。

（一）肉眼观察

眼球是一个球形器官，前部稍向前凸出，后部有视神经。眼球壁从外向内由三层结构组成：

1. 纤维膜　在眼球最外面，纤维膜可分两部分：

（1）角膜：在眼球前部，稍向前凸出。

（2）巩膜：在眼球后部，与角膜相连。有的标本可见巩膜前部表面被覆球结膜。

2. 血管膜　纤维膜内侧面棕黑色部分，血管膜可分三部分：

（1）脉络膜：在眼球后部紧贴于巩膜内面。

（2）睫状体：是由脉络膜向前增厚的部分，其内侧为睫状突。

（3）虹膜：睫状体前方游离于角膜与晶状体之间的部分。虹膜中央的缺口为瞳孔。

3. 视网膜　位于血管膜内面，视网膜可分两部分：

（1）视网膜视部：在脉络膜内面，常与脉络膜剥离而呈弯曲状。

（2）视网膜盲部：紧贴睫状体与虹膜内面。

4. 屈光体　由角膜、房水、晶状体和玻璃体组成。

（1）玻璃体：位于晶状体后面与视网膜间的空间，生活时充满透明的胶体，但标本上往往不能保存。

（2）晶状体：在虹膜与瞳孔之后，玻璃体之前，为红色的椭圆体。

（3）前、后房：在角膜与虹膜及晶状体之间空隙是前房。在虹膜之后，睫状体与晶状体之间空隙是后房。前、后房的空白处生活时充满房水。

（二）低倍镜观察（必要时可结合高倍镜观察）

主要观察眼球后部：由外向内可观察以下 4 部分：

1. 巩膜　由致密结缔组织组成，纤维束之间为成纤维细胞及少量色素细胞。

2. 脉络膜　在巩膜的内面，富有大量色素细胞及血管的结缔组织。

3. 视网膜视部　在脉络膜的内面，由多层细胞组成。在普通染色标本上不能观察到各种细胞的形态，可对照主教材插图，由近脉络膜处开始向内观察，辨认以下各层：

（1）色素上皮层：为含黑色素的一层立方上皮。

(2) 视细胞层:在色素上皮层内侧染粉红色,呈纹理状结构为视细胞的树突部分。视杆细胞、视锥细胞的胞核密集成层,位于视细胞树突层之内侧。

(3) 双极细胞层:位于视细胞胞核层的内面,所见薄层细胞核是双极细胞的细胞核。其树突、轴突是核内、外侧染红色的部分。

(4) 节细胞层:位于双极细胞层的内面,是一层神经细胞。胞核较大,细胞散在分布。

视网膜视部向前相当于锯齿缘处,细胞层次突然变薄,成为两层细胞,移行为视网膜盲部。

4. 视神经乳头　为节细胞轴突集中走出视网膜处。此处不含视网膜各种细胞。乳头边缘突起,中央凹陷。视神经纤维穿行处的巩膜,为筛板。视神经纤维在此处集合成束,束间有神经胶质细胞。神经束外面有结缔组织膜包囊与眼球的巩膜相连续。

(三) 高倍镜观察

1. 角膜　其结构由前向后分为五层:

(1) 角膜前上皮:为复层扁平上皮。

(2) 前界膜:为均匀染色浅的薄膜。

(3) 角膜固有层:由大量成层排列的胶原纤维束组成,各层纤维排列整齐,与表面平行。层间有成纤维细胞分布。

(4) 后界膜:为一层均匀一致的薄膜。

(5) 角膜后上皮:在角膜之最内面,是一层扁平上皮。

2. 虹膜　由前向后可分为三层。

(1) 前缘层:由一层不连续的成纤维细胞和色素细胞组成。胞质内充满色素颗粒,细胞界限不清。

(2) 虹膜基质:由疏松结缔组织、色素细胞和血管组成。

(3) 上皮层(视网膜虹膜部):由两层细胞组成。外层为平滑肌纤维,细胞之间无界限,胞质连成较细的带状,染粉红色,其中隐约可见细胞核。此层平滑肌纤维为瞳孔开大肌。内层细胞由色素上皮细胞组成,胞质中充满色素颗粒。瞳孔括约肌位于虹膜游离端基质中环行平滑肌纤维,常为横切面或斜切面。

3. 睫状体　位于虹膜后方,呈三角形。由外向内分为三层。

(1) 睫状肌:由三种不同方向排列的平滑肌纤维组成。

(2) 血管层:此层较薄,由结缔组织组成,其中血管较多。

(3) 睫状体上皮层(视网膜睫状体部):由两层细胞组成。外层的细胞为色素上皮;内层的细胞呈立方形,细胞内无色素颗粒,染色浅,细胞核圆形,位于细胞中央。此层为非素色上皮。

4. 前后房　其位置关系与肉眼观察相同。

5. 晶状体　可分三部分。

(1) 晶状体囊:为染粉红色均匀的薄膜。

(2) 晶状体上皮:位于晶状体囊内侧面,为单层立方上皮,接近晶状体赤道处,细胞逐渐变长。

(3) 晶状体纤维:在晶状体周边可见细长的纤维沿表面分层环行排列。晶状体中心部的纤维彼此融合形成均质状结构。

6. 玻璃体　标本上所见的空腔中,原为透明的胶状物体。因制作标本时不能保存,故呈空腔(图 12-1)。

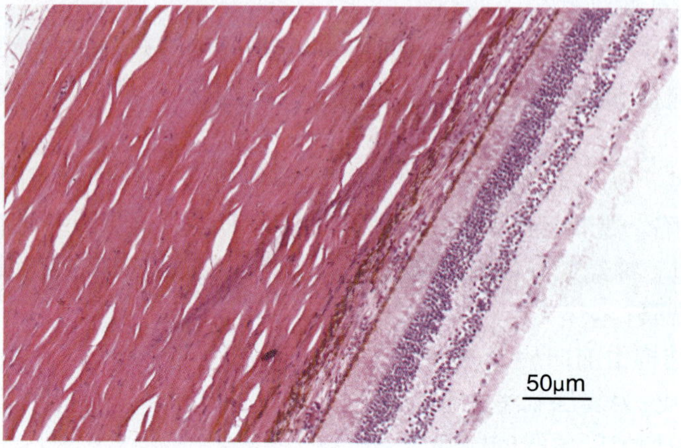

图 12-1　眼球　火棉胶切片　H-E 染色

二、眼睑(Eyelid)

方法:矢状切面,石蜡切片,H-E 染色。

目的:了解眼睑的结构。

肉眼观察:眼睑的断面呈三角形、染蓝紫色的斜边为睑结膜,长边为皮肤,皮肤与睑结膜相遇的角是睑缘。睑缘对侧是眼睑基部。

低倍镜观察:由前向后分清眼睑各层的结构。

1. 皮肤　较薄,真皮乳头浅,有毛囊、皮脂腺与汗腺。睑缘处有增大的睫毛,无竖毛肌。还有睫腺(又称 Moll 腺),为腔大的汗腺。此处可见皮脂腺。

2. 眼轮匝肌　为横断的骨骼肌纤维,肌层内侧有疏松结缔组织。

3. 睑板　位于近睑结膜处,为板状的致密结缔组织,内含睑板腺,形态与皮脂腺相同,

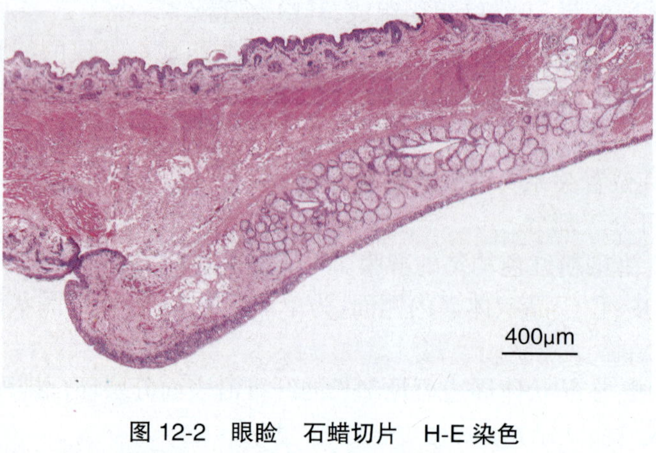

图 12-2　眼睑　石蜡切片　H-E 染色

并可见由复层扁平上皮构成的腺导管。

4. 睑结膜　可见复层柱状上皮间夹有杯形细胞(图 12-2)。

三、内耳(Internal ear)

方法:用盐酸脱去骨盐,耳蜗垂直切片,H-E 染色。

目的:观察内耳骨迷路和膜迷路的结构。

(一) 肉眼观察

呈不规则形,内耳耳蜗在切片中央部位呈锥体状,在耳蜗的中央着色深的为蜗轴。在蜗轴的两侧各有 3~4 个圆形的管状结构,即为耳蜗的横切面。

耳蜗周围染红色的为骨组织,其中可见半规管。

(二) 低倍镜观察

1. 蜗轴　由骨松质形成。其中可见血管、神经束和螺旋神经节。神经节细胞为双极神经元。

2. 耳蜗的骨迷路和膜迷路　选择一个完整的切面,辨认其中的前庭阶、鼓阶和耳蜗管。认清耳蜗管的上壁、外壁和下壁。

3. 半规管

(1) 骨性半规管:为骨组织内圆形小腔。

(2) 膜性半规管:在骨性半规管的一侧,悬挂着膜性小管。此膜性半规管是由单层扁平上皮和固有膜组成。

(三) 高倍镜观察

重点观察膜蜗管的构造。

1. 膜蜗管　位于前庭阶和鼓阶之间的三角形管状结构。管壁由上、下、外侧三部分管壁所组成。

(1) 上壁:位于前庭膜,为薄膜,一端起于螺旋缘,另一端附着于外侧壁。此膜较薄,中间是结缔组织,两面均为单层扁平上皮被覆。

(2) 外壁:由结缔组织形成的螺旋韧带和被覆其表面的复层柱状上皮构成。此处的上皮内有血管,故又称血管纹。

(3) 下壁:由骨性螺旋板的外侧部分和基底膜及螺旋器组成。骨性螺旋板的骨膜增厚,向腔内突出为螺旋缘。在基底膜上有螺旋器,可见以下结构:

螺旋缘:由结缔组织构成。表面发出盖膜,为均质状嗜酸性的薄膜,常呈弯曲状,不与螺旋器细胞接触(为标本制作时产生的人工假象)。

基底膜:为均质状的嗜酸性薄膜。在基底膜上方(向蜗管腔的一面)有螺旋器。在基底膜下方(向鼓阶的一面)有单层扁平上皮被覆。

螺旋器:由支持细胞和毛细胞组成。

支持细胞:形态及种类多样。应仔细观察柱细胞和指细胞。柱细胞分为内、外柱细胞。细胞呈“乙”字形。细胞基部较宽,位于基膜上方,中部较细,细胞核位于基部,着色较深。内、外柱细胞相对排列,顶端互相嵌合,基部都附于基膜上,二个细胞中部细窄的部分围成一个三角形的腔。指细胞位于内、外柱细胞的外侧。细胞界限不清楚,胞质嗜酸性。靠近内、外柱细胞的外侧可见上下二层细胞核,下层即靠近基底膜的细胞,为指细胞,上层为毛细胞。

毛细胞：位于指细胞的顶端，细胞界限不清，细胞核圆形，位置靠近蜗管腔。

2. 膜性半规管　位于骨性半规管内的膜性小管。管壁由单层扁平上皮和固有膜组成。上皮细胞核为梭形，染色深，偶见部分细胞核为椭圆形，染色浅（图 12-3）。

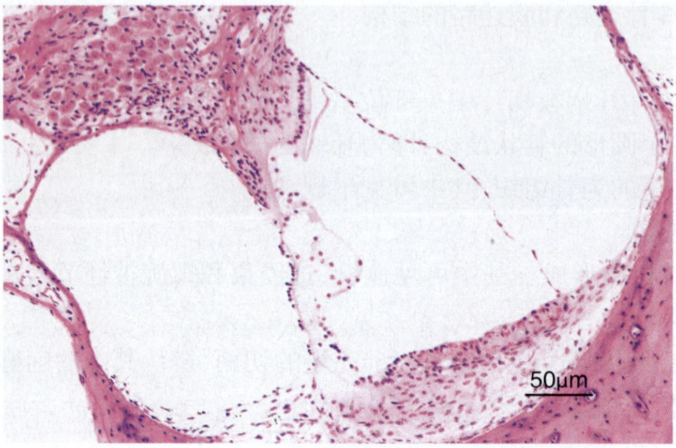

图 12-3　内耳　石蜡切片　H-E 染色

示教内容

一、黄　斑

方法：制作平行于眼轴的火棉胶切片，H-E 染色。

低倍镜观察：黄斑位于眼球后极，视神经乳头的一侧。中央凹陷处为中央凹，此处视网膜最薄，只有色素上皮和视细胞层，而无双极细胞和节细胞，有的标本中双极细胞、节细胞变薄（这表示切的部位不同），为黄斑的边缘部分（图 12-4）。

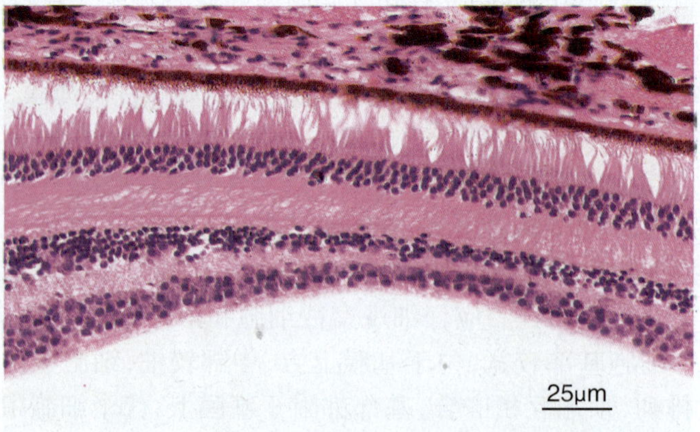

图 12-4　眼球黄斑　石蜡切片　H-E 染色

二、壶　腹　嵴

方法:与内耳标本相同。

目的:观察壶腹嵴的构造。

低倍镜观察:壶腹的膜迷路较大。其一侧的黏膜显著增厚,向腔内凸出形成嵴状。此处的上皮为柱状。其中有支持细胞和毛细胞。支持细胞核靠近上皮基底部,为椭圆形。毛细胞核位于上皮浅层,为圆形。上皮下的固有膜甚厚,其中可见神经纤维。上皮表面有帽状的均质物质覆盖为终帽,并可见毛细胞的长毛伸入其中(图 12-5)。

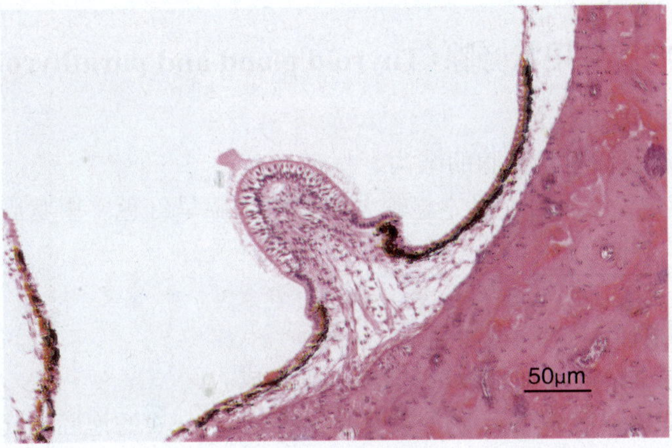

图 12-5　壶腹嵴　石蜡切片　H-E 染色

三、球　囊　斑

方法:与内耳标本相同。

目的:观察斑的构造。

低倍镜观察:球囊斑位于球囊壁的局部。此处黏膜增厚隆起,上皮由支持细胞和毛细胞组成。支持细胞核位于上皮基部,呈椭圆形、染色深。毛细胞核位于上皮的浅层,为圆形,染色浅(图 12-6)。

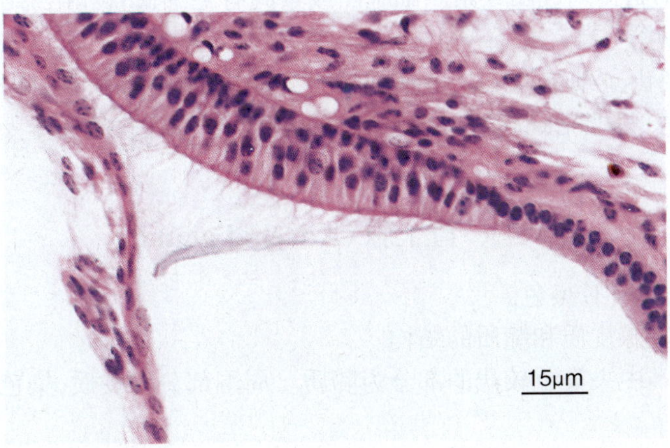

图 12-6　球囊斑　石蜡切片　H-E 染色

第十三章　内分泌系统（Endocrine system）

实验内容

一、甲状腺和甲状旁腺（Thyroid gland and parathyroid gland）

方法：石蜡切片，H-E 染色。

目的：观察甲状腺和甲状旁腺的结构。

肉眼观察：标本上包括两个腺体。较大的是甲状腺呈红色。甲状腺的一侧有一体积较小呈紫色的腺体，为甲状旁腺。

甲状腺：

（一）低倍镜观察

1. 被膜　包在腺体的表面，由致密结缔组织组成。

2. 实质　主要由滤泡构成。滤泡数量很多，大小不一。滤泡腔内充满染粉红色的胶状物质。毛细血管和少量结缔组织分布于滤泡之间。

（二）高倍镜观察

1. 滤泡壁　上皮为立方形或矮柱状，核圆形，染蓝色，位于细胞中央。胞质着色较浅。在靠近上皮细胞游离面的部分胶状物质可见许多小空泡，这是由滤泡上皮吞饮所致。

2. 滤泡旁细胞　胞体较大，形状不规则。胞核圆形，着色浅；胞质染色很浅，可成团存在于滤泡间，或单个细胞夹在滤泡上皮之间。

甲状旁腺：

（一）低倍镜观察

1. 被膜　包在腺体的表面。

2. 实质　腺细胞排列成团或索。细胞团或索间有毛细血管和结缔组织。

（二）高倍镜观察

甲状旁腺主要由主细胞构成。主细胞较小为多边形，胞质清明，胞核圆形，但在切片中细胞界限不易分清，只能见到胞核。细胞团索间有毛细血管。此标本上不易见到嗜酸性细胞（图 13-1）。

二、肾上腺（Adrenal gland）

方法：石蜡切片，H-E 染色。

目的：观察肾上腺皮质和髓质的结构。

肉眼观察：标本中央染色较浅的部分为髓质。周围部分为皮质，染色较深。

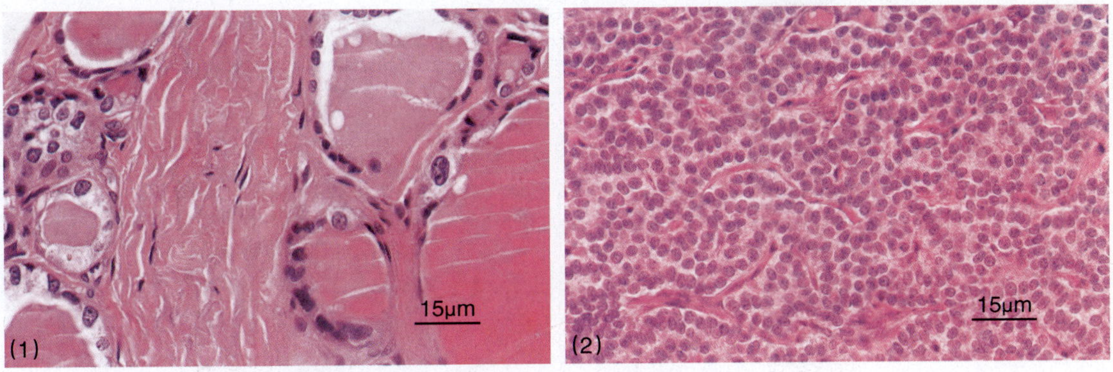

图 13-1　甲状腺和甲状旁腺　石蜡切片　H-E 染色

(1) 甲状腺;(2) 甲状旁腺

(一) 低倍镜观察

1. 被膜　包在肾上腺皮质的表面,由结缔组织组成。

2. 皮质　所占面积较大,由于细胞排列方式的不同,可分为三带:

(1) 球状带:位于被膜下方。细胞较小,多聚集成团,染色较深。

(2) 束状带:位于球状带下方,在皮质中所占面积最宽。细胞排列成索,染色较浅。

(3) 网状带:位置靠近髓质。细胞多呈散在分布,着色较深。

3. 髓质　位于肾上腺的中央,细胞多成索或成团,体积较大,染色较深。髓质中可见较大的血管,为中央静脉的切面。此外细胞团或索间也可见毛细血管。有的毛细血管中充满血细胞。髓质中有时还可见神经元的胞体,属交感神经节细胞。

(二) 高倍镜观察

1. 皮质　分别观察皮质三个带的细胞。

(1) 球状带:细胞较小为多边形或矮柱状,排列成团。胞质和核染色均较深。细胞团之间有毛细血管。

(2) 束状带:此带的细胞常为多边形。细胞体积较大,胞质含有许多小的空泡(由类脂质被溶解所致),故染色较浅,细胞界限不易分清。相邻的束状带间可见毛细血管。

(3) 网状带:此带的细胞也为多边形,但细胞较小。胞质和核染色较束状带深。在细胞团和索间也可见毛细血管。

2. 髓质　细胞成多边形,排列成索并交织成网。细胞索间有毛细血管和管腔较大的中央静脉,注意观察交感神经节细胞(图 13-2)。

三、脑垂体(Hypophysis)

方法:矢状切面,石蜡切片,H-E 染色。

目的:

1. 了解脑垂体各部的位置关系和结构特点。

2. 辨认远侧部的三种细胞。

3. 观察神经部的结构特点。

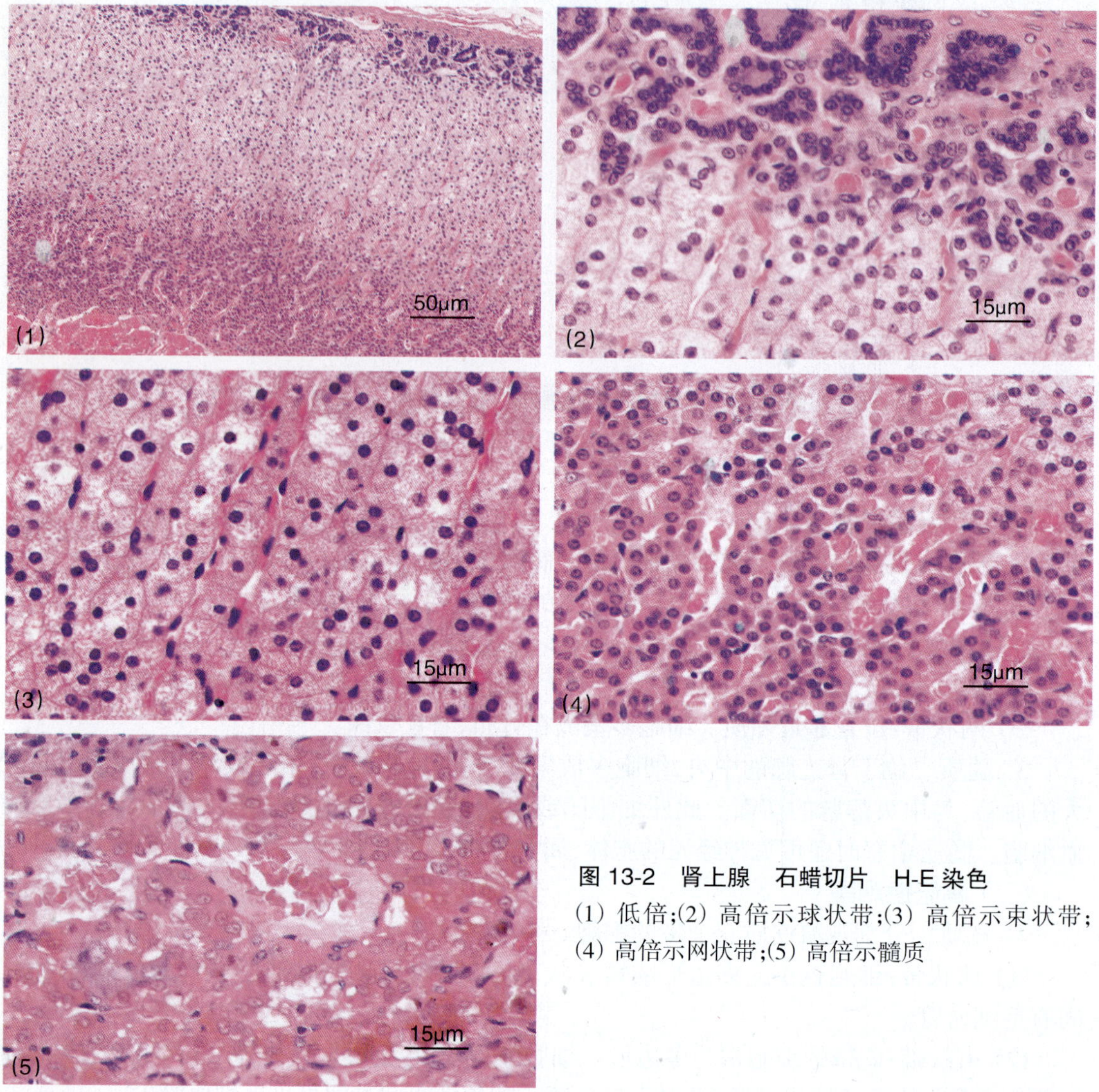

图 13-2 肾上腺 石蜡切片 H-E 染色

(1) 低倍;(2) 高倍示球状带;(3) 高倍示束状带;(4) 高倍示网状带;(5) 高倍示髓质

(一) 肉眼观察

垂体的矢状切片为扁圆形。大部分染色较深,为远侧部。小部分染色甚浅,为神经部。两部分的交界处为中间部,所占范围甚小,但无明显界限。有的标本上方尚切有一小圆形结构,为结节部。

(二) 低倍镜观察

主要观察远侧部和神经部。

1. 远侧部 细胞多成团分布,其间有疏松结缔组织分隔。细胞团间可见大量毛细血管,有的毛细血管中可含血细胞。细胞可分三种,相同的细胞常聚集一起。

(1) 嗜酸性细胞:数量多,细胞较大,胞质染红色。

(2) 嗜碱性细胞:细胞大,胞质染紫蓝色。细胞数量较少,多分布在远侧部周边。

(3) 嫌色细胞:细胞数量最多,但体积最小,胞质染色较浅。

2. 神经部 由无髓神经纤维和神经胶质组成。

(1) 无髓神经纤维:纤维较细,呈粉红色。

(2) 神经胶质:在标本上只见胞核,不易见到胞质。核为长圆形,染色较深。

(3) 赫林体:数量少,分布在神经纤维之间。其结构为均质样的粉红色团块,大小不等。

(三) 高倍镜观察

1. 远侧部 仔细辨认三种细胞。

(1) 嗜酸性细胞:细胞多为多边形或不规则形。胞质中所含的细小颗粒呈红色。由于颗粒密集和显微镜分辨能力的限制,颗粒界限不清,因而所显的颜色似为均匀一致的红色。核为圆形,染色较浅。

(2) 嗜碱性细胞:较嗜酸性细胞略大。胞质中的颗粒呈紫蓝色。也由于与嗜酸性细胞同样的原因,常不能分辨出颗粒。核为圆形,染色较胞质浅。

(3) 嫌色细胞:细胞体积小,界限不清。细胞质较少,染色浅,不含颗粒。核圆形。此种细胞较多,常聚集成团。

以上几种细胞都集中成团。在细胞团间可见少量呈粉红色的胶原纤维和较多的毛细血管。

2. 神经部

(1) 可再观察低倍镜下已见到的神经纤维和神经胶质。

(2) 赫林体:呈结构均匀的不规则块状物质,大小不定,呈粉红色,分布在神经纤维之间(图 13-3)。

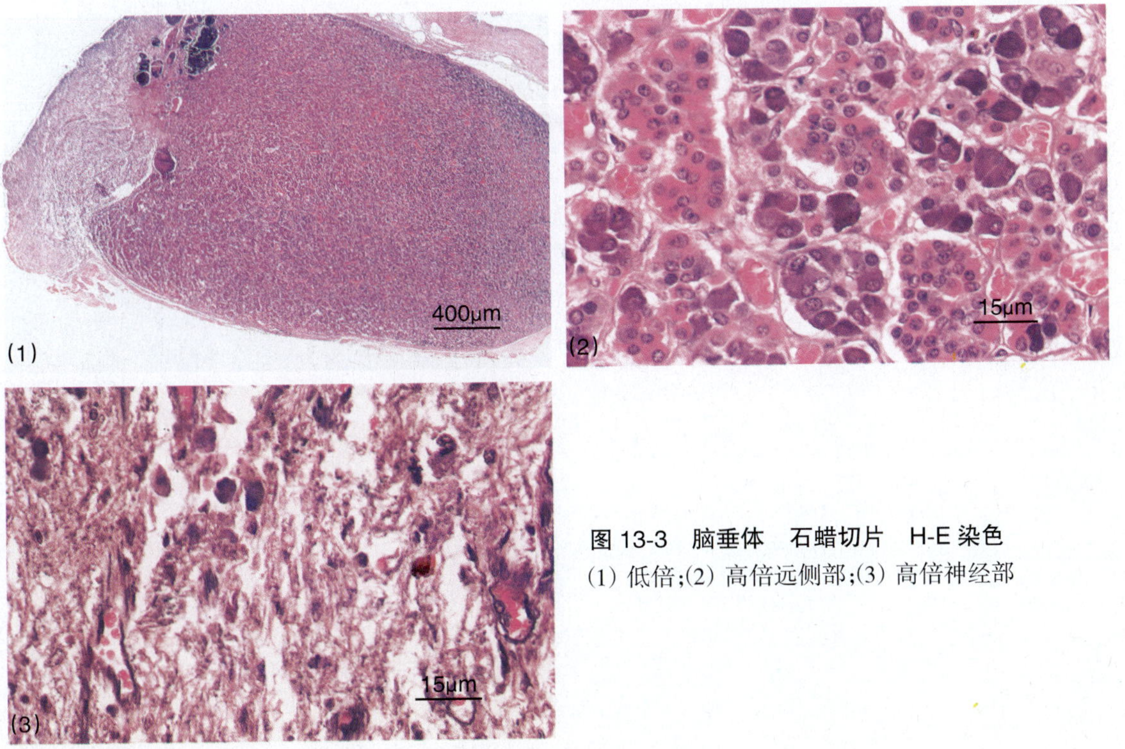

图 13-3 脑垂体 石蜡切片 H-E 染色
(1) 低倍;(2) 高倍远侧部;(3) 高倍神经部

示 教 内 容

甲状腺滤泡旁细胞

方法:石蜡切片,硝酸银浸染。

高倍镜观察:滤泡间有分散或成群分布体积较大的细胞,胞质中有许多棕黑色银染颗粒,此为滤泡旁细胞(图 13-4)。

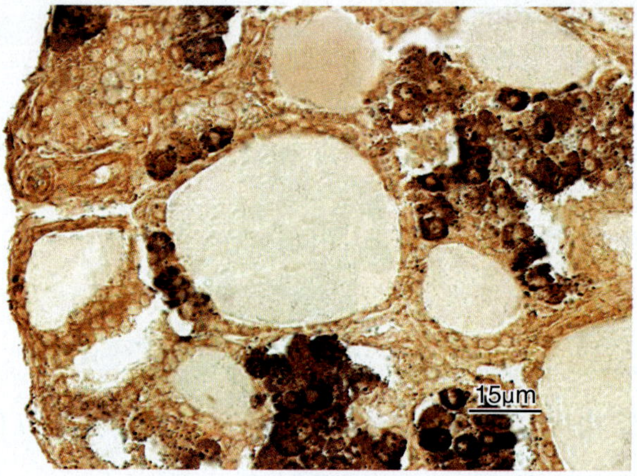

图 13-4 甲状腺滤泡旁细胞 石蜡切片 硝酸银染色

第十四章　男性生殖系统（Male reproductive system）

实验内容

一、睾丸和附睾（Testis and epididymis）

方法：火棉胶或石蜡切片，H-E 染色。

目的：了解睾丸的结构。

（一）肉眼观察

标本中大的半圆形切面是睾丸。在睾丸实质内，可见有染浅红色小梁状的结构，是睾丸纵隔伸入睾丸实质内的部分。在睾丸的一侧有一小卵圆形结构，为附睾。在睾丸和附睾表面都有被膜包裹。

（二）低倍镜观察

睾丸

1. 被膜：由外向内观察：

(1) 鞘膜脏层：在最外表面，是单层扁平上皮。

(2) 白膜：较厚，由致密结缔组织组成，睾丸的后上方，可见白膜增厚，为睾丸纵隔，并向睾丸实质内延伸，将睾丸实质分隔成许多小叶。

2. 睾丸的实质　睾丸小叶内，可见许多生精小管的断面。生精小管的基部有一层粉红色的基膜，基膜内有数层大小不同的细胞。在生精小管之间有疏松结缔组织。在睾丸的纵隔内有睾丸网，可见一些大小不等、形态不规则的管道为直精小管。

（三）高倍镜观察

1. 生精小管（曲细精管）

(1) 生精细胞：从基膜向腔面观察，可见不同发育阶段的生精细胞。

1) 精原细胞：位于基膜上，细胞呈圆形，体积较小，核圆形，着色深、浅不等，有时可见核分裂象。

2) 精母细胞：由数层细胞组成。大部分为初级精母细胞，体积较大，呈圆形，核较大呈圆形，染色质变为粗大的染色体交织排列。初级精母细胞位于精原细胞内侧，有时也位于近基膜处（切片的缘故）。次级精母细胞数量较少，体积较小，结构与初级精母细胞相似，但位置靠近管腔。

3) 精子细胞：位置邻近腔面，由数层细胞组成。细胞呈圆形，体积比精原细胞小，核圆形，较小，核内染色质致密，故着色深。

4) 精子：位于腔面或腔内。切片中多数精子不显尾部，精子头部一般为菱形或椭圆形，着色深。

(2) 支持细胞:位于生精细胞间,细胞轮廓不清,只见胞核,多呈三角形或椭圆形,核内染色质少,着色浅,但核仁明显。

2. 间质细胞　位于生精小管之间的疏松结缔组织中,细胞体积较大,三五成群分布,细胞界限不清。核多偏于一侧,圆形、着色浅,核仁明显。胞质嗜酸性。

3. 直精小管　位于生精小管和睾丸纵隔交界处,管壁为单层柱状或立方上皮。

4. 附睾管　管壁为假复层柱状上皮,由两种细胞组成。一种是基细胞,位于基膜上,较小,一般只见胞核,为圆形。另一种是柱状细胞,细胞高柱状,核椭圆形,着色浅,细胞顶端有纤毛。固有膜甚薄,其中有少量环行平滑肌纤维(图 14-1)。

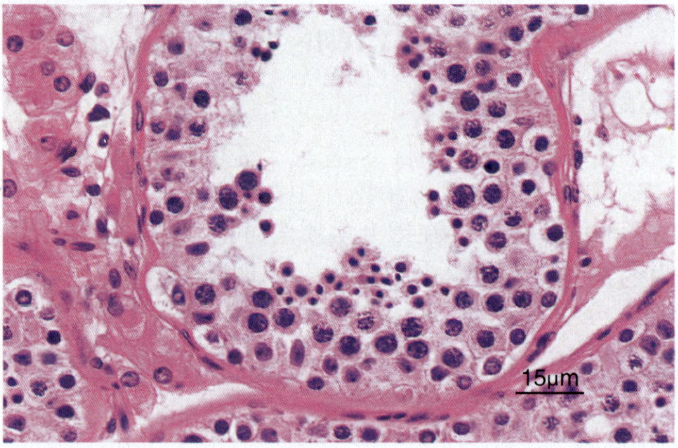

图 14-1　睾丸　石蜡切片　H-E 染色

二、前列腺(Prostate)

方法:石蜡切片,H-E 染色。

目的:了解前列腺的结构特点。

(一) 肉眼观察

组织切片为长条状,中间可见一月牙形的腔为尿道前列腺部。尿道的腹侧面染红色,是前列腺隔较厚的部分。尿道的背侧面染色浅,可见大、小不等的腔,是前列腺的腺泡部分。

(二) 低倍镜观察

1. 被膜及隔　结缔组织的被膜位于表面,并伸入腺泡之间,形成隔。

2. 尿道前列腺部　尿道上皮为复层柱状。在尿道周围可见管腔为前列腺导管。

3. 腺泡　许多具有皱褶的管腔为腺泡。腔内分泌物凝固成大、小不等呈粉红色圆形小体为凝固体,其钙化后称结石。

(三) 高倍镜观察

腺泡上皮可为假复层柱状、单层柱状及单层立方上皮。腺泡间可见少量平滑肌纤维(图 14-2)。

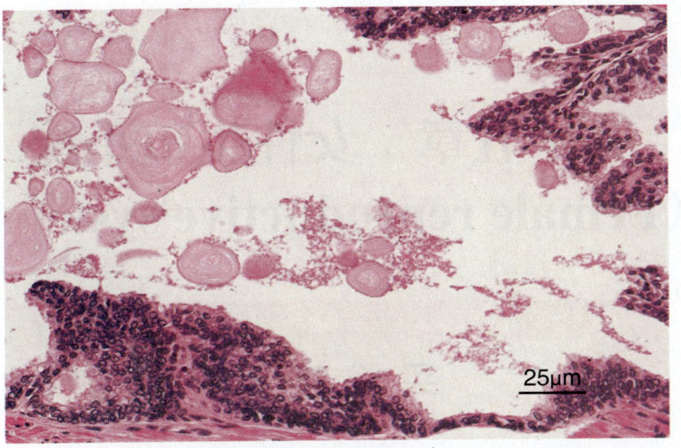

图 14-2　前列腺　石蜡切片　H-E 染色

三、输精管(Deferent duct)

方法:石蜡切片,H-E 染色。

目的:了解输精管的结构。

(一) 肉眼观察

切片为圆形的管道,管壁较厚。

(二) 低倍镜观察

1. 黏膜层　由上皮和固有膜组成,壶腹部可形成许多皱褶结构,上皮矮柱状。
2. 肌层　可分为三层,平滑肌纤维呈内纵、外纵和中间环行排列。
3. 外膜　由疏松结缔组织组成。

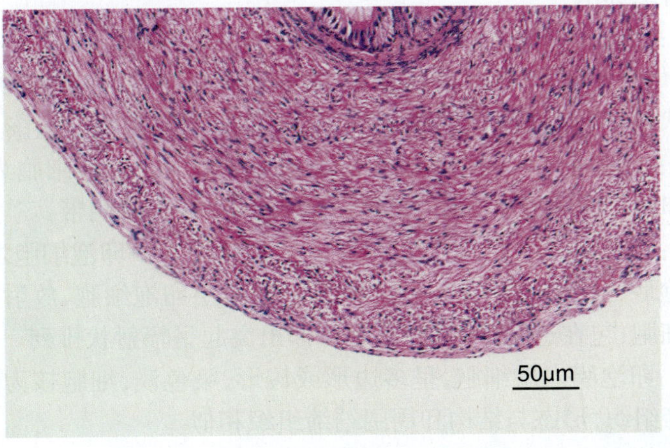

图 14-3　输精管　石蜡切片　H-E 染色

第十五章　女性生殖系统
（Female reproductive system）

实 验 内 容

一、卵巢（Ovary）

方法：石蜡切片，H-E 染色。

目的：了解卵巢的结构及卵泡发育过程中的变化。

（一）肉眼观察

切片略呈卵圆形

1. 皮质　位于卵巢周围，着色较深，可见大小不等的空泡样结构，是发育中的卵泡腔切面。

2. 髓质　位于近卵巢中央，着色甚浅，有的切片标本若切到髓质一侧与卵巢系膜相连处即为卵巢门。

（二）低倍镜观察（必要时可结合高倍镜）

1. 被膜　包在皮质的外面，从外向内可见：①表面上皮：单层扁平或立方上皮。②白膜：由薄层致密结缔组织组成，细胞多，纤维少，梭形细胞较整齐地平行分布于卵巢表面。

2. 皮质　占卵巢构造的大部分，由各发育阶段的卵泡，以及黄体、间质腺和结缔组织组成。先重点观察各级卵泡：

(1) 原始卵泡：在皮质外缘，数量很多，由圆形的初级卵母细胞和其外方一层扁平的卵泡细胞组成，初级卵母细胞体积大，核和核仁都很明显，胞质中有粉红色的卵黄颗粒（经制片已不能分辨其颗粒状）。卵泡细胞间界限不易分清，只能见到其卵圆形胞核。

(2) 初级卵泡：体积增大。其中初级卵母细胞体积增大。卵泡细胞为单层立方、柱状或复层细胞。初级卵母细胞表面有一层嗜酸性均质样的结构为透明带。

(3) 次级卵泡：体积继续增大，初级卵母细胞可继续增大。卵泡细胞之间有大、小不等的卵泡腔。有的卵泡腔已汇合成一大腔，此阶段卵丘、粒层卵泡细胞、放射冠已形成。放射冠为一层柱状卵泡细胞，包在透明带之外，其胞质伸出突起呈辐射状排列。卵泡周围的结缔组织已形成卵泡膜。卵泡膜内层细胞，呈多边形或梭形，染色浅，细胞核为圆形或卵圆形。外层为较致密的结缔组织，形态与结构和周围结缔组织相似。

(4) 成熟卵泡：体积比次级卵泡大，但结构相似。标本中成熟卵泡很少。

(5) 闭锁卵泡：卵母细胞和卵泡细胞核退化固缩，进而细胞溶解消失。透明带弯曲皱缩、变性溶解，但溶解速度较慢，因而易在切片中见到。

(6) 间质腺：由闭锁次级卵泡的卵泡膜内层细胞形成。间质腺散在于结缔组织中，为大、小不等的上皮样细胞团，周围有结缔组织包裹。间质腺细胞较大，胞质中充满糖原，脂滴，故切片中胞质染色浅,细胞核圆形,位于细胞中央。

3. 髓质　由疏松结缔组织组成,内有许多大、小不等的血管。在卵巢门附近可见少许平滑肌纤维(图 15-1)。

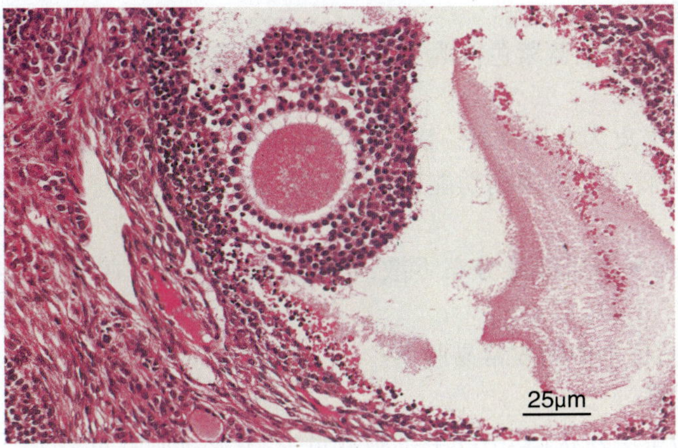

图 15-1　卵巢　石蜡切片　H-E 染色

二、输卵管(Uterine tube)

方法:石蜡切片,H-E 染色。

目的:了解输卵管的结构及其与功能的关系。

(一) 肉眼观察

输卵管的横切面略呈圆形,染色较深部分为黏膜,周围较浅的为肌层,肌层外侧为外膜。

(二) 低倍镜观察

1. 黏膜　皱褶较多,黏膜上皮为单层柱状,可见纤毛细胞,上皮下方是固有膜,由薄层结缔组织构成,其中含有血管和少量平滑肌纤维。

2. 肌层　由平滑肌纤维组成,内层环行、外层纵行二层,纵行肌纤维排列分散,其间充满结缔组织和血管。

3. 外膜　单层扁平上皮被覆在管壁最外面,上皮下方为结缔组织。

(三) 高倍镜观察

输卵管的柱状上皮由两种细胞组成,一种是纤毛细胞,胞核圆形或椭圆形,染色较浅。细胞游离面有纤毛。另一种是分泌细胞,位于纤毛细胞之间,着色较深,游离面无纤毛,胞核呈长圆形,染色深(图 15-2)。

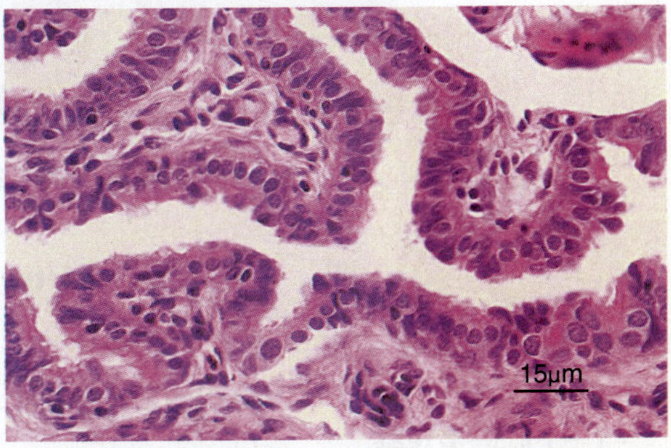

图 15-2　输卵管　石蜡切片　H-E 染色

三、子宫增生期(Uterus proliferative stage)

方法:石蜡切片,H-E 染色。

目的:了解子宫的结构及增生期子宫内膜的结构特点。

(一) 肉眼观察

切片标本为长条状,呈蓝紫色部为子宫内膜,其余大部分呈粉红色较厚的为肌层。

(二) 低倍镜观察

1. 内膜　表面上皮为单层柱状。固有膜由幼稚的结缔组织构成。细胞较多,纤维较少,子宫腺为管状,数量较少。内膜的功能层与基底层无明显的分界。功能层着色较浅,基底层接近肌层,着色深。

2. 肌层　较厚,平滑肌纤维分布零散,不能明显地分层。在平滑肌纤维间有结缔组织和血管。

3. 外膜　较薄,标本中间皮常易脱落。

(三) 高倍镜观察

1. 内膜上皮为单层柱状,其中纤毛细胞数量少,分泌细胞数量多。

2. 固有膜较厚,为幼稚结缔组织,未分化的基质细胞数量多,为梭形,细胞核为卵圆形或梭形,着色浅。细胞间的结缔组织纤维在普通染色标本常不易显示。

子宫腺在内膜增生期数量少,而且腺体较直。腺上皮为单层柱状,有的腺上皮可出现假复层现象。螺旋动脉位于子宫腺之间的结缔组织中,为成群分布的小动脉横切面(图 15-3)。

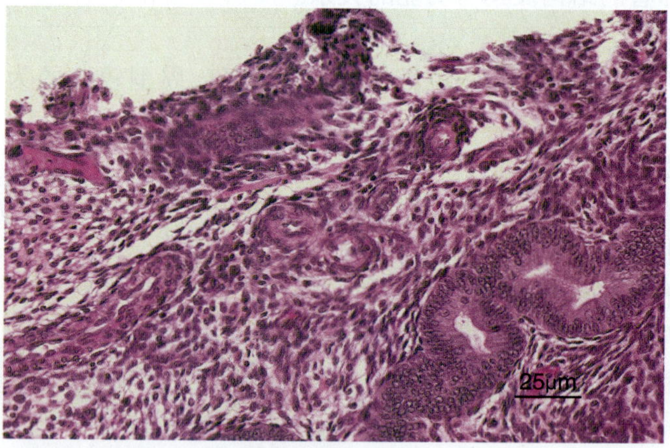

图 15-3　子宫增生期　石蜡切片　H-E 染色

四、子宫分泌期(Uterus secretory phase)

方法:石蜡切片,H-E 染色。

目的:观察分泌期子宫内膜的构造,加深对子宫内膜周期变化的理解。

(一) 低倍镜观察

与增生期相比,子宫内膜增厚。固有膜中子宫腺数量增加。功能层的腺体弯曲,腺腔扩大,腔内有分泌物,基底层的子宫腺为斜切或横切面,腺体较直。固有膜的结缔组织中因组织液增加而呈水肿状态,故可见细胞分散,静脉和毛细血管扩张。细胞之间的间隙加大。

(二) 高倍镜观察

1. 基质细胞 为梭形或星形,表面有突起,细胞核为卵圆形、圆形、染色浅。胞质为嗜酸性。

2. 子宫腺 数量增加,腺体弯曲,腺腔扩大,有的腺腔中可见分泌物,呈粉红色。腺上皮为单层柱状。上皮细胞可见核下空泡或核上空泡,上皮细胞顶端胞质边缘不整齐,表示分泌物已排空。

3. 螺旋动脉 位于腺体之间的结缔组织中。一般为成群分布的小动脉横切面。

4. 在固有膜的结缔组织中,常见毛细血管和浆细胞等(图 15-4)。

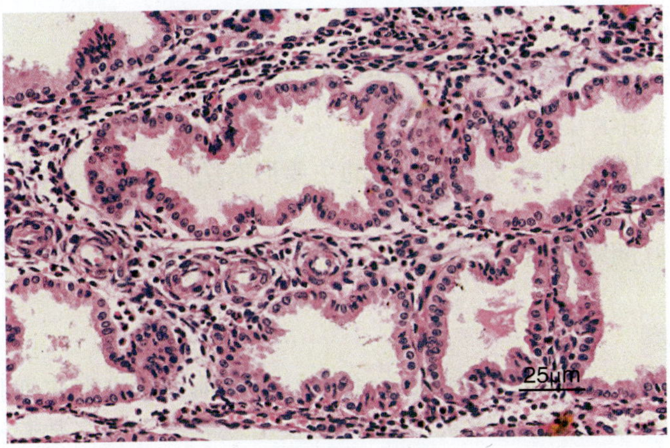

图 15-4 子宫分泌期 石蜡切片 H-E 染色

五、乳腺静止期(Mammary gland quiescent period)

方法:石蜡切片,H-E 染色。

目的:观察静止期乳腺的结构特点。

(一) 肉眼观察

切片为不规则形,呈粉红色的组织为结缔组织。其中有许多呈蓝紫色的小团块组织是乳腺腺泡和导管组成的小叶。

(二) 低倍镜观察

静止期乳腺中结缔组织很多,其中可见血管和大量脂肪细胞。乳腺小叶较分散,此期腺泡和导管不易区分。

在切片标本一侧可见到少量骨骼肌纤维,为胸大肌部分。

(三) 高倍镜观察

1. 导管 管腔大,管壁有一层立方细胞,或由复层上皮构成。

2. 腺泡 管腔较小或无管腔的断面,管壁细胞无序排列呈团(图 15-5)。

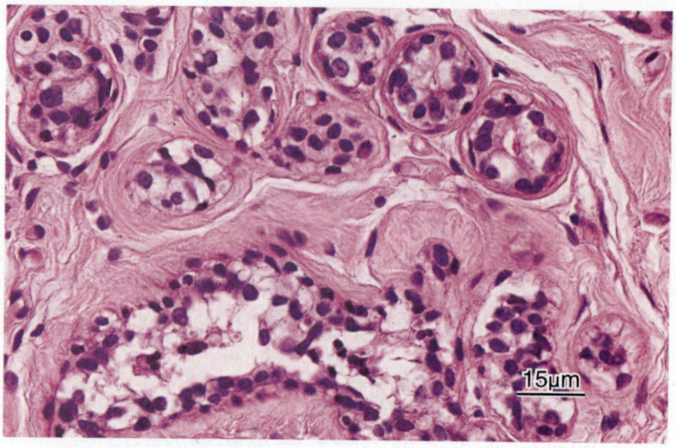

图 15-5 乳腺静止期 石蜡切片 H-E 染色

六、乳腺授乳期(Mammary gland lactation period)

方法:石蜡切片,H-E 染色。

目的:了解乳腺从静止期转变为授乳期的主要形态结构变化特点。

(一) 低倍镜观察

授乳期乳腺小叶间结缔组织少,腺泡多,腔大,内有呈紫红色的乳汁。小叶内或小叶间有较大的导管。

(二) 高倍镜观察

1. 腺泡 切片中可见不同分泌状态的腺泡。分泌前的腺泡上皮细胞,呈高柱状,核上的胞质呈破碎状态。或呈浅色泡沫状,为腺泡上皮分泌状态。而多数腺泡上皮为分泌后的状态,腺上皮呈立方形或扁平形。腺腔中含有乳汁,染红色的是乳汁中的蛋白质成分,白色空泡状的是乳汁中的脂滴。

2. 导管 管腔比腺泡腔大,位于小叶间或小叶内。小叶内导管上皮为单层立方或柱状。小叶间导管上皮为复层柱状(图 15-6)。

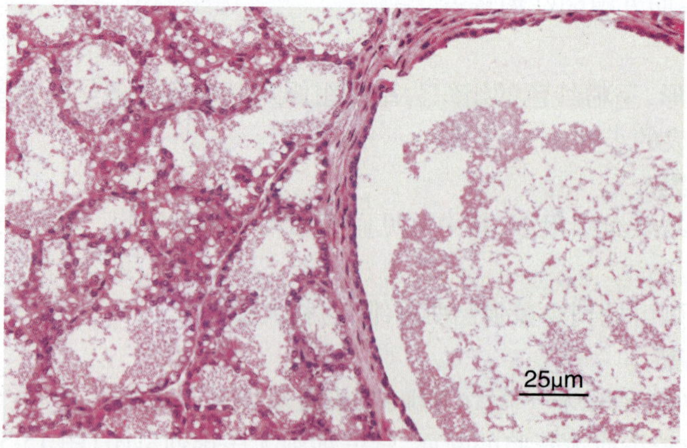

图 15-6 乳腺授乳期 石蜡切片 H-E 染色

示教内容

黄　　体

方法:石蜡切片,H-E 染色。

目的:分辨黄体的两种细胞。

低倍镜观察:黄体一侧可见结缔组织包裹。颗粒黄体细胞位于黄体中央,体积大,多边形,胞质染色浅,核为圆形,位于细胞中央,核仁清楚。膜黄体细胞位于黄体周边,细胞较小,核为圆形,位于细胞中央,胞质染色深,嗜酸性,呈红色(图 15-7)。

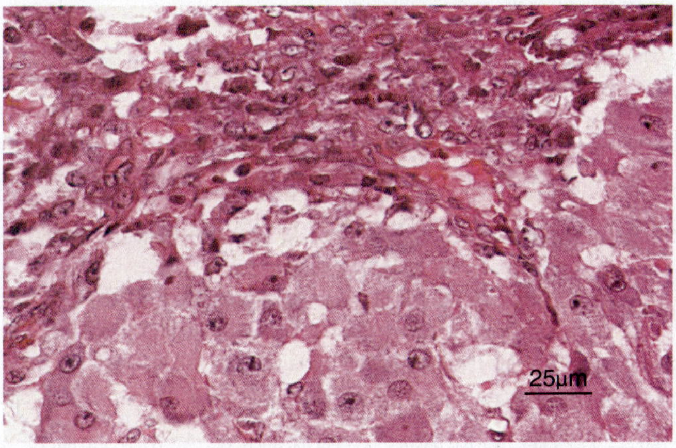

图 15-7　黄体　石蜡切片　H-E 染色

第十六章　人体胚胎发生总论

实验内容

一、卵裂与胚泡形成

目的:掌握人胚卵裂的特点和胚泡的构造。

模型1:此模型为受精卵,在受精卵的表面有三个小细胞即第一极体,已分裂为二,即第二极体)。

模型2:此模型是卵裂期的受精卵,时间约为受精后三十小时,受精卵开始卵裂为两个卵裂球。其中一个较大(绿色),以后分化为滋养层,一个较小(白色),主要形成胚体部分。

模型3:此模型为卵裂期,由于较大的卵裂球(绿色)分裂较快,一分为二,所以此时期是三个细胞时期。

模型4:此模型是桑葚胚。是受精卵反复分裂所形成的细胞团。时间是受精后三天多。绿色的细胞逐次由外面包围白色的细胞群。

模型5:此模型是胚胞,相当于受精后4天,此时已进入子宫腔。由于子宫腔中的液体侵入细胞间,在胚中生成一大空隙,称胚胞腔,包围胚胞腔的绿色小细胞称滋养层。由(模型2)白色细胞卵裂来的多数小细胞形成一个细胞团,称内细胞群(白色)附在滋养层一极的内面。

二、植入与二胚层形成

目的:掌握植入和二胚层形成的基本过程,并了解子宫内膜的变化特点。

模型6:排卵与植入模型为一冠状剖开的子宫及部分剖开的卵巢。在子宫体部向腔面的小突起表示一个已经完全植入子宫内膜的胚泡。在子宫内膜上,附有正在植入的胚泡。

模型7:约为受精后7天,胚泡开始侵入子宫内膜。

模型8:此模型为二胚层期,相当于受精后7天半。已向子宫内膜植入。与子宫内膜相接触的滋养层已分化为两部分,其中深绿色部分称细胞滋养层,淡绿色部分称合体滋养层。后者开始侵蚀子宫内膜。内细胞群中靠近胚泡腔一面的细胞形成初级内胚层(呈黄色)。内细胞群其余的细胞排列不甚规则的部分称初级外胚层(呈蓝色)。

模型9:此模型为二胚层期,大致相当于受精后8天。合体滋养层增殖更多。初级外胚层已形成一层立方形细胞(呈蓝色)。初级外胚层与初级内胚层相贴形成胚盘。羊膜上皮(蓝色)与初级外胚层间有一腔称羊膜腔。

模型10:此模型为二胚层期。相当于受精后9天。合体滋养层(呈淡绿色)已覆盖在细胞滋养层的全表面,内部出现许多绒毛间隙血,由细胞滋养层(呈深绿色)内面产生一层扁平细胞层(H-Euser膜,呈深红色)。

模型 11:此模型是二胚层期。相当于受精后 11 天左右。已全植入子宫内膜中。合体滋养层(呈淡绿色)开始形成绒毛干。胚外中胚层(呈红色)位于细胞滋养层内面。在胚外中胚层中出现小空隙。内胚层下面附有原始卵黄囊。

模型 12:胚泡将完全植入子宫内膜,植入部的滋养层细胞(呈蓝紫色)已迅速繁殖增厚。内细胞群中出现初级内胚层(呈黄色)。此时已形成羊膜腔。

模型 13:约受精后第 11~12 天,胚已全部埋入蜕膜内。子宫表面的上皮已经愈合,滋养层明显分化为二层,胚泡腔内粉色网状的结构即胚外中胚层,羊膜腔扩大,腔底面蓝色的细胞为初级外胚层,此时初级内胚层繁殖增多,围成卵黄囊。

模型 14:此模型为二胚层期。相当于受精后约 12 天,在滋养层表面形成许多绒毛干(呈淡绿色),绒毛干表面是合体滋养层,中轴已有细胞滋养层(呈深绿色)部分。原始卵黄囊中间部狭窄成哑铃状。上半部分为卵黄囊,内面由初级内胚层发生来的卵黄囊上皮(呈黄色)覆盖,下半部分称原始卵黄囊残迹。此期胚外中胚层(呈红色)中所产生的间隙更多,并且彼此开始融合,形成胚外体腔。

模型 15:此模型为二胚层期。约相当于受精后 13 天。胚外中胚层(呈红色)中的间隙互相融合,最后形成一个大腔,即胚外体腔。贴在细胞滋养层(呈深绿色)内面的胚外中胚层与滋养层共同形成绒毛膜。绒毛膜表面有许多绒毛干,有的绒毛干中轴已有胚外中胚层(呈红色)长入。卵黄囊与原始卵黄囊残迹已开始分开,贴在卵黄囊上皮(呈黄色)表面的胚外中胚层(呈红色)与卵黄囊上皮共同构成卵黄囊壁。卵黄囊壁围成一腔,即卵黄囊腔。贴在羊膜上皮(呈蓝色)表面的胚外中胚层与羊膜上皮共同构成羊膜、由羊膜围成的大腔称羊膜腔。胚盘呈盘状,由上方初级外胚层(呈蓝色)及下方的初级内胚层(呈黄色)二层细胞所构成。在羊膜表面和胚盘将来的尾端处存有一胚外中胚层(呈红色)的蒂,称体蒂,将胚盘连于绒毛膜的内表面。

模型 16:此模型为二胚层末期。大致为受精后 13 天。绒毛膜表面为合体滋养层(呈浅绿色)下面为细胞滋养层(呈深绿色),内面是胚外中胚层(呈红色)。绒毛膜表面长有不少绒毛干,绒毛干周围是合体滋养层及细胞滋养层,中轴是胚外中胚层(呈红色)。绒毛膜内侧有一大腔即胚外体腔,在胚外体腔内悬有羊膜囊及卵黄囊,二囊之间为胚盘。取下左半模型,可见羊膜由表面的胚外中胚层(呈红色)及内层的羊膜上皮(呈蓝色)所构成。羊膜构成羊膜腔的上壁及侧壁,羊膜腔的下壁为胚盘的初级外胚层(呈蓝色)。卵黄囊壁由内面的卵黄囊上皮(呈黄色)及外面的胚外中层(呈红色)所构成。其内的卵黄囊腔上壁为胚盘的初级内胚层(呈黄色)。在胚盘的尾端附有体蒂(呈红色),此体蒂的另一端连在绒毛膜内面。在卵黄囊下面暂时还存有一细胞索(呈红色,由胚外中胚层构成),其中还有残存的原始卵黄囊残迹(呈棕色)。

模型 17:约为受精后第 14~15 天,胚泡植入部位的子宫蜕膜已向腔面突起,滋养层与胚外中胚层共同组成绒毛膜及突起的绒毛,胚外中胚层另一部分包在羊膜与卵黄囊表面,并形成体蒂。原来的胚泡腔现称为胚外体腔。羊膜腔的底和卵黄囊的顶,即内、外二个胚层共同组成扁盘状的胚盘。

三、中胚层形成和中轴器官建立

目的:掌握人胚中胚层的形成并了解中轴器官的建立

模型 18：此模型为三胚层初期，相当于受精后 16 天，此模型是由（模型 16）中的一部分，包括有羊膜囊（羊膜上皮为粉色，胚外中胚层为棕色）（上半已切掉），卵黄囊（呈棕色），胚盘，体蒂（呈棕色）及一部分绒毛膜。

羊膜由羊膜上皮（呈粉色）及胚外中胚层（呈棕色）构成。在羊膜腔底壁可见扁平卵圆形的胚盘，胚盘的初级外胚层（呈粉色）后部正中线上有初级外胚层增生所形成的原条。原条前方的原结已形成，原条上有原沟。原结上有原窝。

去掉胚盘初级外胚层的左右半，可见原条处的初级外胚层向下方扩展，替代初级内胚层且形成胚内中胚层（简称中胚层，呈红色）。在胚盘的头端及尾端（与体蒂连接处），内胚层与外胚层紧贴，形成口咽膜和泄殖腔膜。在原结及原窝下方可见此处细胞下陷，形成一管即脊索管（呈红色），此管向前延伸，伸入内胚层中，止于脊索前板后面，以后此管下壁及其下方的内胚层破裂消失，所以原窝暂时与卵黄囊腔相通，叫做神经肠管，但以后闭塞消失。

再取下模型的左半、观察右半，可见卵黄囊壁产生许多血岛（呈粉色）。致使卵黄囊表面凹凸不平。胚尾部有尿囊管呈管状突入体蒂内。胚盘处可见有原条、脊索管、口咽膜及泄殖腔膜的纵断面。体蒂另一端附在绒毛膜上，绒毛膜上长有数支绒毛干，绒毛膜由胚外中胚层和滋养层发育而成，绒毛干周围是滋养层，中轴是胚外中胚层。

模型 19：此模型为体节前期人胚。约为受精后 19 天。由侧面观察可见上方是切掉上半部的羊膜囊，下方是卵黄囊，胚盘尾端连有体蒂，体蒂另一端为一部分绒毛膜，上面长有数支绒毛。卵黄囊表面有隆起，凹凸不平，其下方即有血岛的形成。

由上方观，可见有羊膜的切断缘。胚盘呈卵圆形，开始向羊膜腔内隆起。它的头尾部宽大。胚体后半正中线上可见有原条、原沟、原结及原窝。胚体前半正中线上可见有由于外胚层增生所形成的长方形神经板（呈白色），神经板头端宽大。神经板中轴凹陷，形成神经沟，两侧与外胚层接连处隆起叫做神经褶。在口咽膜前方可见有一隆起，叫做心包隆起。胚体周缘较低，与羊膜（呈粉色）相连。

揭开胚体的外胚层，可见胚体的中胚层（呈红色）的分化过程。它周缘与胚外中胚层（呈棕色）相接。中胚层中可见有脊索管分化来的棒状脊索（呈红色），它已离开内胚层而位于其上。在脊索的两侧中胚层增生，以后分化为体节。体节外方中胚层叫精肾索，以后产生生殖腺及各级肾脏。在精肾索外方，口咽膜的前方中胚层呈膜状称侧板，侧板形成马蹄形的腔，叫做胚内体腔。因此此处侧板再分为两层，上层称体壁中胚层，下方称脏壁中胚层。此模型的胚内体腔可分三部分。胚头端的横段叫心包腔，其中有心腔管的隆起，所见到的是心腔管的内、外膜。胚内体腔的两个纵段，其首侧半将来形成胸膜腔，尾侧半形成腹膜腔。腹膜腔向尾侧扩延，可见在胚体侧方与胚外体腔相通。由上方观察，可见在中胚层上方，已有由内胚层形成的前肠（呈黄色）。在前肠上面可见有血岛（呈粉色），并开始互相连接以后形成两条背主动脉。

将左侧的胚外中胚层取下，可见内胚层的前部已开始向胚体内突入开始形成前肠，前肠的盲端与外胚层紧贴，形成口咽膜。在卵黄囊上可见有多数血岛（呈粉色）。在前肠腹侧的内胚层上血岛分化为左右两条心内膜管（呈粉色）并开始突入心包腔中，其表面包有侧板的脏层（呈红色），即心肌外膜，共同形成心脏管。

在胚尾端可见内胚层形成尿囊管，突入体蒂中。体蒂另一端连于绒毛膜内面，在心脏管下端可见卵黄囊静脉，在背主动脉尾端可见有脐动脉及卵黄囊动脉的始基。

四、胎儿附属结构

目的：了解胎膜的发生过程并掌握胎盘的发生及构造。

模型20：胎儿和胎盘在子宫内的位置：为妊娠3个月子宫的矢状断面，子宫壁较厚，宫腔内有胚胎与胎膜。

子宫壁从外向内为：外膜、肌膜和内膜。此时内膜称为蜕膜，从蜕膜与胎儿的位置关系辨认底蜕膜、包蜕膜和壁蜕膜。

1. 观察各胎膜的位置

(1) 绒毛膜：是蜕膜里面的一层，由滋养层和胚外中胚层构成。绒毛膜与包蜕膜相邻部分的绒毛退化，称平滑绒毛膜。绒毛膜与底蜕膜相邻部分的绒毛增生丛密，称丛密绒毛膜。后者为胎盘的胎儿部分。

(2) 羊膜：是绒毛膜的内侧面部分，由滋养层和胚外中胚层构成。此时羊膜与绒毛膜贴紧，胚外体腔已消失。

(3) 卵黄囊：是胚胎腹侧的小囊，被包在脐带中。

(4) 尿囊：是后肠腹侧壁的突起，被包在脐带中。

(5) 脐带：以体带为基础，由羊膜包被而成，其中有卵黄囊、尿囊、两条脐动脉和一条脐静脉。

2. 观察胎盘的构造　注意联系胎盘的功能。

(1) 胎儿部分：有羊膜、绒毛膜、绒毛干，游离绒毛和固定绒毛。

(2) 母体部分：有绒毛间隙，胎盘隔和底蜕膜。

3. 各月人胚标本

(1) 两个月人胚绒毛膜标本：为一胚囊，只能看到外表的绒毛膜，看不到里面的胚胎。在绒毛膜表面均能看到绒毛的突起，此时尚不能区分平滑绒毛膜与丛密绒毛膜。

(2) 四个月胎儿和胎膜：标本的羊膜保持完整，其一侧由较厚的绒毛膜包裹，为丛密绒毛膜，已构成胎盘。大部分透明的羊膜。在丛密绒毛膜的周边见到少部分无绒毛的平滑绒毛膜。通过羊膜可见浸泡在羊水中的胎儿与脐带。

(3) 足月人胚、胎盘标本：为圆盘状。一侧光滑，连有脐带，表面覆盖着羊膜，为胎盘的胎儿面。另一侧表面粗糙为胎盘的母体面，其表面由底蜕膜包裹。